Peter Bolen

Emotionale Reintegration – der sanfte Weg

Ein Beitrag zur Körperpsychotherapie

Ausführliche Informationen zu weiteren Büchern aus dem Bereich *Kommunikation* sowie zu jedem unserer lieferbaren und geplanten Bücher finden Sie im Internet unter www.junfermann.de – mit ausführlichem Infotainment-Angebot zum JUNFERMANN-Programm … mit Newsletter und Original-Seiten-Blick …

Besuchen Sie auch unsere e-Publishing-Plattform www.active-books.de – mittlerweile rund 300 Titel im Angebot, mit zahlreichen kostenlosen e-Books zum Kennenlernen dieser innovativen Publikationsmöglichkeit.

Übrigens: Unsere e-Books können Sie leicht auf Ihre Festplatte herunterladen!

Eine Auswahl von e-Books bei www.active-books.de

- Schmidt-Tanger, Martina: „Glaube versetzt Berge" (kostenlos)
- Kritzer, Inge: „Atem und Stimme" (kostenlos)
- Kirschner, Thomas: „Magic Moves" (€ 15,00)
- Niemeier, Iris: „Was ist wirklich wichtig? Plötzlich ist alles anders – Leben mit einer Querschnittlähmung" (€ 6,00)
- Leyh, Arvid: „Weiße Flecken zwischen grauen Zellen" (€ 5,50)
- Dodson, Frederick E.: „5 praktische Meditationen für den Alltag" (€ 3,00)

Peter Bolen

Emotionale Reintegration – der sanfte Weg

Ein Beitrag zur Körperpsychotherapie

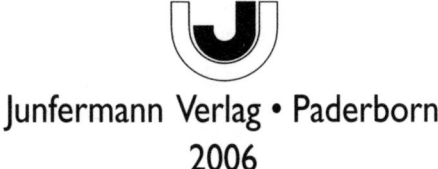

Junfermann Verlag • Paderborn
2006

© Junfermannsche Verlagsbuchhandlung, Paderborn 2006

Umschlagbild: Das sechste Bild aus der Reihe der „Zehn Bilder des Stiers" heißt: „Die Heimkehr auf dem Stier". Es stammt vom chinesischen Zen-Meister Kuo-an aus der Mitte des 12. Jahrhunderts.

Satz: La Corde Noire – Peter Marwitz, Kiel

Bibliografische Information der Deutschen Bibliothek
Die Deutsche Bibliothek verzeichnet diese Publikation in der Deutschen Nationalbibliografie; detaillierte bibliografische Daten sind im Internet über http://dnb.ddb.de abrufbar.

ISBN 3-87387-630-2
Ab 1.1.2007: 978-387387-630-9

Inhalt

Für Michael

Dank

Dieses Buch wäre nicht ohne meine Frau Silvia entstanden, die mir in ihrer Eigenschaft als erfahrene Therapeutin in langen Dialogen geduldig half, das Wesentliche aus dem Rohentwurf des Buches herauszuarbeiten. Eine große Hilfe war für mich die Unterstützung von Dr. Isaias Costa und Dr. Kurt Finger, die das Buch vor der Veröffentlichung gelesen haben und mir durch ihr Feedback halfen, einige Textstellen besser zu formulieren und Klarheit in den Aufbau zu bringen.

Mein besonderer Dank gilt Dr. h.c. David Boadella, der mir durch seine positive Rückmeldung zu meinem Buch Mut machte, es zu veröffentlichen.

Vorwort

Dieses Buch ist entstanden, nachdem ich in den letzten 25 Jahren etwa 300 Schüler[1] in Körperpsychotherapie ausgebildet habe.

Immer wieder wurde ich gefragt, ob es nicht ein Buch von mir gäbe, welches als Leitfaden zur Ausbildung dienen könnte. Seit der Gründung der *Pulsationen* (1992), einer periodisch erscheinenden Fachzeitschrift des Arbeitskreises für Emotionale Reintegration in Wien über Körperpsychotherapie, habe ich eine Reihe von Artikeln publiziert. Diese geben jedoch nur bruchstückhaft das wieder, was ich in unseren Ausbildungen lehre. Indem ich nun dieses Buch schreibe, erfülle ich den Wunsch meiner Freunde und Schüler, ein Buch in die Hand zu bekommen, wo sie Dinge nachlesen können, die nach der Ausbildung in Vergessenheit geraten sind, oder die sie während ihrer Ausbildung, die vielleicht schon 20 Jahre zurückliegt, damals noch nicht gehört haben.

Dieses Buch unterscheidet sich von anderen Fachbüchern auch dadurch, dass es genaue Anweisungen zur Arbeit am und mit dem Körper enthält. Also Handlungsanleitungen, die kein Geheimwissen bleiben, sondern zum Nutzen der Therapeuten und Patienten verbreitet werden sollen.

1982 hatte ich das Wilhelm Reich Institut in Wien gegründet und bis etwa 1986 meine Arbeit als die eines reichschen Körpertherapeuten verstanden. Als mit klar wurde, dass sich meine Arbeit inzwischen so stark durch die Integration anderer Methoden geändert hatte, suchte ich nach einem neuen Namen für meinen körperpsychotherapeutischen Ansatz. Der Name Emotionale Reintegration leitet sich ab von der Wiedererinnerung an frühe, abgespaltene[2] und verdrängte Emotionen und ihre Wiedereingliederung in das Bewusstsein. Der Ansatz ist eine Synthese von Reichianischer Therapie, Gestalttherapie, Grundthesen der Primärtherapie, dem Verständnis psychoanalytischer Grundbegriffe und der tiefenpsychologischen[3] Entwicklungspsychologie. Darunter ver-

---

1   Ich bin daran gewöhnt, im Text die männliche Form zu verwenden. Diese ist jedoch jederzeit durch die weibliche Form im Text ersetzbar.

2   Ich verwende diesen Begriff als eine Form der Abwehr gegen überwältigende emotionale Verletzungen, die uns bereits am Lebensbeginn zur Verfügung steht. Siehe auch im Anhang die Beschreibung der einzelnen Abwehrformen innerhalb der verschiedenen Psychotherapieschulen.

3   Der Terminus Tiefenpsychologie wurde zuerst von Eugen Bleuler im Jahre 1910 als Synonym für die freudsche Psychoanalyse gebraucht. Tiefe meint dabei zweierlei: Den Zusammenhang zwischen den

stehen wir die grundlegenden Arbeiten von Margaret Mahler (Mahler 1982), korrigiert durch die Erkenntnisse von Daniel Stern (Stern 2004) und der Weiterentwicklung der Fixierungshypothesen zu Krankheitsbildern anhand einer Zeitschiene, wie sie von Hausmann und Meyer-Weber (Hausmann und Meyer-Weber 1990, S. 14ff – Hinweis auf Petzold und Orth 1990, S. 1011ff) beschrieben wurden.

Bei der Methode ERI (Emotionale Reintegration) handelt sich um eine Synthese und nicht um Eklektizismus. Ich möchte erklären, wie es möglich ist, diese verschiedenen Therapieansätze zu integrieren. Dazu zwei Antworten: Die Methoden stehen untereinander in einem historischen Zusammenhang. Reich, zunächst Psychoanalytiker, war einer der Lehrtherapeuten von Fritz Perls, dem Begründer der Gestalttherapie, der auch Psychoanalytiker gewesen ist. Perls hat zum Beispiel den Begriff der „Arbeit am Muskelpanzer" (Perls 1985, S. 47, 86) und auch den Begriff der Selbstregulation (Perls 2002, S. 14ff) von Reich übernommen. Lediglich das janovsche Gedankengut lässt sich nicht in einen historischen Zusammenhang mit Reich und Perls bringen, wenn auch Kritiker meinen, dass Janov reichsche und perlssche Methoden verwendet, ohne sie zu zitieren (Boadella 1977). Janov hat sich auf eine Art dem vorgeburtlichen und dem Geburtstrauma zugewandt, die mein Denken beeinflusste. Er war es, der den Ort des Urschmerzes, wie er die frühen Traumafolgen nannte, im Zentralnervensystem lokalisierte und dies durch bildgebende Verfahren dokumentierte. In einer Kritik von Boadella (Boadella 1977), der seinerseits Iheley und Herskovits zitiert, wird die Primärtherapeutische Arbeit als ein Durchbrechen der Abwehr und als ein schonungsloser brutaler Angriff auf den gepanzerten Organismus beschrieben. Ich habe dies in meiner primärtherapeutischen Selbsterfahrung nicht erlebt. Jedoch erfolgte diese nicht bei Janov selbst. Zwei Lehrtherapeuten unseres Institutes, Dr. Dr. Gerhild Tanew und Dr. Heinrich Wedral, hatten persönliche Erfahrungen mit ihm. Wedral war 1996 für einen Monat bei Arthur Janov in Los Angeles zu einem Extension Training Programme. Übertragungsphänomene wurden bereits anerkannt, von einem Durchbrechen oder von brutalen Angriffen auf die Abwehr war keine Rede (Wedral 1996). Tanew berichtete 2005 im Gespräch mit mir über ihren Aufenthalt bei Janov in Los Angeles 1979 und 1980. Auch sie konnte damals keinerlei gewaltsames Durchbrechen einer Abwehr beobachten. Offensichtlich hat sich der Stil von Janov, wie bei vielen Therapeuten, im Laufe der Jahre wesentlich geändert.

In einer früheren Arbeit beschreibe ich die gemeinsamen Wurzeln des reichschen Modells der funktionalen Einheit scheinbarer Gegensätze und das Energiemodell in der Weiterentwicklung des Gestaltansatzes (Bolen 1992).

---

gegenwärtigen Symptomen mit den Traumatisierungen in der Kindheit und zweitens das Vordringen der Analyse ins Unbewusste. Alle Psychologien, die seelische Phänomene in solche des sichtbaren Vordergrundes und des unsichtbaren Hintergrundes einteilen, dürfen sich tiefenpsychologisch nennen.

Zur Integrierbarkeit der einzelnen Methoden: Integrierbar sind diese Methoden durch und in der Persönlichkeit des Therapeuten. Dies ist ein Phänomen, welches wir häufig bei der neuen Generation von Therapeuten beobachten können, die fast alle eine Mehrfachausbildung durchlaufen haben und diese in ihre Arbeit integrieren. Ich meine damit, dass sie dadurch die Unversehrtheit ihres Handelns wiederherstellen. Eine Ausnahme bezüglich von Mehrfachausbildungen bilden meist die Psychoanalytiker, vor allem da die Ausbildung so lange dauert und so intensiv ist, dass kaum Raum mehr, weder zeitlich noch finanziell, für weitere Ausbildungen bleibt.

Meine eigene psychotherapeutische Ausbildung, abgesehen von der zum Psychiater und Neurologen, war zunächst eine in dynamischer Gruppentherapie. Es folgte die Gestaltausbildung und die Ausbildung in reichianischer Therapie. Selbsterfahrung in Primärtherapie vertiefte mein Verständnis und den Umgang mit frühen Traumata. Relativ spät, erst mit 50 Jahren, durchlief ich eine klassische Psychoanalyse. Hier holte ich etwas nach, das ich in meinen früheren Therapien vermisste: den sorgfältigen und behutsamen Umgang mit den frühen Verletzungen und das respektvolle, geduldige und liebevolle Umgehen mit der Scham und dem Schmerz des inneren Kindes durch meine Psychoanalytikerin.

Mein eigener Beitrag zur Körperpsychotherapie ist die oben erwähnte Methode der Emotionalen Reintegration. Ein technischer Aspekt darin ist die Gelenksarbeit, mit der sich ein eigenes Kapitel dieses Buches beschäftigen wird. Besonders auf diesen Zugang über die Gelenke zu tief verschütteten Emotionen und frühen Erlebnissen bezieht sich auch der zweite Teil des Buchtitels: Der sanfte Weg. Man könnte unsere Methode auch als Polarität zur „harten" Bioenergetik sehen, einer von Alexander Lowen an seinem Institut für bioenergetische Analyse in New York entwickelten Körperpsychotherapiemethode (Lowen 1998), die stark auf Stressübungen setzt, um an das im Muskelpanzer gespeicherte Material heranzukommen. Ich habe aus eigener Erfahrung erlebt, wie viele andere Körperpsychotherapeuten auch, dass dieser Ansatz in seiner klassischen Form für frühe Störungen ungeeignet ist. Zu intensive Interventionen seitens des Therapeuten führen lediglich zu einer Abspaltung und neuerlichen Verschüttung des gesuchten Materials[4]. Biodynamische Theoretiker sagen, dass dann die Abwehr tiefer, in das Bindegewebe geht.

Meinen Zugang zur Gelenksarbeit fand ich an der neuroorthopädischen Ambulanz der Neurologischen Universitätsklinik Wien, wo ich lernte mittels Manualtherapie[5] radikuläre Schmerzen zu behandeln. Es war mir damals aufgefallen, dass manche der Pati-

---

4   Unter Material verstehe ich die in unserem Organismus gespeicherten Eindrücke von frühen Verletzungen.

5   Eine moderne Form der Chiropraktik nach Palmer beziehungsweise der Osteopathie nach Still.

enten nach dem doch sehr sanften Eingriff der Manipulation an den Gelenken starke emotionale Ausbrüche hatten, was an dieser Ambulanz eher mit Befremden registriert wurde. Ich verstand damals auch nicht die Zusammenhänge, die Erinnerung blieb mir aber im Gedächtnis. Erst später, während meiner körpertherapeutischen Ausbildung, erfuhr ich eine Heilung eines langandauernden Hexenschusses, also einer sehr schmerzhaften Gelenksblockierung im Bereich der unteren Lendenwirbelsäule, in einer einzigen Sitzung. In dieser wurde nicht am Ort der Blockierung und des Schmerzes gearbeitet, sondern an einem emotionalen Konflikt. Ich begann daraufhin, die Zusammenhänge zwischen Gelenk, Muskel und Emotion zu studieren.

Wie erwähnt stütze ich mich bei meiner Arbeit auf Grundbegriffe aus dem Gebiet der Tiefenpsychologie, (Mertens 2000, Laplanche und Pontalis 1973, Löwenthal 1986), der Gestalttherapie (Perls 1982, 1985, 2002) und der Primärtherapie (Janov 1984, 1988, 1993), deren Verständnis ich zumindest teilweise voraussetze. Ich bin mir bewusst, dass dies viel von der Leserin und dem Leser abverlangt. Dieses Buch soll sich ja nicht nur an eine Handvoll von Spezialisten wenden, sondern viele Interessierte erreichen. Ich habe daher leicht lesbare Bücher über Einführungen in diese Methoden im Literaturverzeichnis angegeben. Im Ansatz erkläre ich diese Grundlagen auch in diesem Buch.

Zum Verständnis der Pionierarbeit von Wilhelm Reich empfehle ich, neben seinen vielen Publikationen, als Einführung eine Biographie über ihn zu lesen (Boadella 1998, Sharaf 1994, Ollendorf Reich 1975, Laska 1981).

Speziell eingehen werde ich auf jene Begriffe oder Theorien aus diesen Fachbereichen, die ich persönlich anders als in der Literatur definiere oder mich zu ihnen in kritischer Distanz befinde.

Der Schwerpunkt dieses Buches liegt also darauf, was die Emotionale Reintegration zur Gesamtheit der Psychotherapie, speziell der Körperpsychotherapie beiträgt. Diese Methode ist von der EABP (European Association for Body Psychotherapy) und der EAP (European Association for Psychotherapy) als eigenständige wissenschaftliche Methode anerkannt. Sie wird im Wörterbuch der Psychotherapie von Gerhard Lang (Lang 2000) beschrieben. Eine gute Einführung findet sich auch bei Isaias Costa (Costa 2001).

Es besteht kein Anspruch auf Vollständigkeit. Ich fürchte, dass es mir trotz vieler Mühe nicht gelingen wird, alle Artikel und Bücher zu zitieren, deren Inhalt ich mir während meiner mehr als dreißigjährigen Tätigkeit als Psychotherapeut angeeignet habe und die in dieses Buch einfließen. Deshalb zögerte ich auch lange, es zu schreiben, da es nur bedingt meinen eigenen wissenschaftlichen Ansprüchen genügt.

Angeregt durch einen Artikel von Isaias Costa (Costa 1998) wurde ich mir allerdings bewusst, dass die Wissenschaftlichkeit einer Aussage nicht notwendigerweise für ihre Richtigkeit oder Qualität bürgt. Dass die Wissenschaftlichkeit nichts anderes ist als eine Art, willkürlich mit der Welt zu verkehren. Dass sie sich politisch und sozial wohl durchsetzen, sich aber nicht auf die Begründung einer tiefen Erkenntnis berufen kann. Dass wir uns dennoch mit der Wissenschaft auseinander setzen, liegt daran, dass wir nicht isoliert sind. Wir sind in eine kulturelle Umwelt eingebettet, die im Wesentlichen wissenschaftlich ist. Daher nehmen wir an diesem wissenschaftlichen Dialog teil.

Nur die Ermunterung meiner Freunde und Mitarbeiter bewog mich letztlich dazu, mein während meines beruflichen Lebens erworbenes Wissen in dieser Form weiterzugeben. Ich bin zufrieden, wenn es so gut geworden ist, dass es für die praktische Arbeit mit Patienten brauchbar ist. Fehler darin zu finden wird durchaus möglich sein, ich hoffe aber, dass die Leserin und der Leser in diesem Buch auch neue Ansätze und Sichtweisen der Psychotherapie entdecken können, die sich sonst nirgends in der Literatur finden. Damit hätte diese Buch seinen Zweck erfüllt.

Primär für Ausbildungskandidaten der Emotionalen Reintegration gedacht, enthält dieses Buch jedoch Anregungen für alle Körperpsychotherapeuten. Falls Psychotherapeuten anderer Schulen sich für die psychotherapeutische Körperarbeit interessieren, sollte es auch für sie eine nützliche Einführung darstellen. Mit Ausnahme des Kapitels 7, über die neurophysiologischen Grundlagen der Gelenksarbeit, versuchte ich es so einfach zu schreiben, dass auch Laien und Psychotherapiesuchende hier Antworten auf ihre Fragen finden können.

Zuletzt scheute ich es nicht, auch Grenzbereiche anzusprechen, die ich persönlich in meiner Arbeit anwende und die sich nicht naturwissenschaftlich begründen lassen. Dieser persönliche Ansatz ist jedoch nicht Allgemeingut innerhalb des Arbeitskreises für Emotionale Reintegration und der darin vertretenen Therapeuten.

Ohne diese Hinweise wäre dieses Buch aber unvollständig geblieben. Die Persönlichkeit des Therapeuten schwingt ja immer in seiner Arbeit mit, und eine Ausblendung dieses Aspektes wäre reduktionistisch. Ich wollte auch wahrhaftig bleiben und meine Arbeit so darstellen, wie ich sie praktiziere.

Peter Bolen
Weihnachten 2004,
Lençóis Paulista (Brasilien)

1. Weshalb Körperpsychotherapie?

Weshalb ist die Arbeit am und mit dem Körper (Berührung, Wahrnehmung der Haltung, der Bewegung, der Gestik, der Mimik) in der Psychotherapie so wichtig und – meiner Ansicht nach – unverzichtbar?

Vorweg gesagt: Körperpsychotherapie ist nicht nur Körperarbeit, sondern auch verbale therapeutische Kommunikation. Sie unterscheidet sich von rein verbalen Methoden, wie z.B. der Psychoanalyse, dadurch, dass sie frühes Material, welches im Körper gespeichert ist, durch Körperinterventionen bewusst machen kann. Unser Gehirn kann als ein Biocomputer angesehen werden. Etwa bis zum vierten Lebensjahr werden von den Erziehungspersonen, meistens den Eltern, Programme installiert. Das Kind kann sich dagegen nicht wehren, selbst wenn diese Programme für seine Entwicklung nicht förderlich sind. Erst nach dem vierten Lebensjahr, wenn nach dem Abschluss der Hirnreifung die Persönlichkeitsbildung ein neues Stadium erreicht hat, kann es dagegen Widerstand leisten. Oft nicht direkt, da dies aus der Ohnmacht heraus nicht möglich ist, sondern indirekt, indem es zum Beispiel die Worte zum einen Ohr hineinlässt und zum anderen wieder hinaus.

Das Unangenehme ist, dass unser kognitives Gedächtnis nur etwa bis zum dritten Lebensjahr zurückreicht. Was vorher geschah, entzieht sich unserer Erinnerung. Also auch die Eingabe jener Programme, über die ich gerade sprach. Wir wollen davon ausgehen, dass die Eltern ihre Erziehungsprogramme durchaus in gutem Willen getätigt haben. Ohne diese Eingaben, die wir auch Introjekte[6] nennen können, wäre soziales Lernen nicht möglich. Negative Auswirkungen gibt es nur, wenn diese Eingaben nicht der Natur des Kindes entsprechen und wenn die Eltern das Kind nicht als eigene Persönlichkeit erkennen, sondern lediglich ihre Projektionen[7] auf das Kind richten (Richter 1969). Die Schädigung hängt natürlich vom Ausmaß und der Intensität der dem Wesen des Kindes nicht adäquaten Erziehungsprogramme ab.

---

6 Introjektion: Wurde von Sandor Ferenczi (Ferenczi 1909) als ein symmetrischer Begriff zu Projektion eingeführt.

7 Auf die verschiedenen Begriffe der Projektion wird im Anhang im Kapitel über Abwehrmechanismen eingegangen.

Welche Möglichkeiten haben wir nun, um zu erkennen, ob die Basis unserer Handlungen eigener Wille aufgrund gereifter Entscheidungen ist oder ob es sich um ein Fremdprogramm handelt?

Überraschenderweise sind es lediglich unsere Gefühle, auf die wir uns da verlassen können – also jener Bereich unserer Persönlichkeit, den wir gerne unserem logischen Verstand unterordnen.

Ich werde versuchen, dies mit einem Fall aus meiner Praxis zu verdeutlichen:

Eine junge Mutter aus dem ehemaligen Jugoslawien, die gerade ihr Kind auf die Welt gebracht hatte, wird von ihrer Mutter und den alten Frauen des Dorfes belehrt, dass sie ihr Kind am Anfang nicht zu sehr verwöhnen darf, sonst wird es übermäßige Ansprüche entwickeln und ihr über den Kopf wachsen. Sie solle, wenn das Kind schreit, nicht gleich hinlaufen und das Kind trösten, sondern es ruhig schreien lassen. Nur zu den Stillzeiten solle sie es nehmen, damit sich das Kind an einen Rhythmus gewöhne. Die junge Mutter saß nun in einem Nebenraum des Kinderzimmers, hörte ihr Kind schreien und weinte selbst bitterlich, weil es ihr das Herz zerriss, ihr Kind so weinen zu hören. Dennoch folgte sie der „Weisheit" der älteren Frauen und nicht ihrem Gefühl, das ihr die richtige Entscheidung signalisierte. Natürlich gab das kleine Kind nach ein paar Tagen auf und wurde „brav". Der Schmerz des Verlassenheitsgefühls hatte sich allerdings bereits tief in das Unbewusste des Kindes eingegraben, und der Grundstein für eine psychische Störung war gelegt worden.[8]

Wenn wir nun als Erwachsene eine Entscheidung treffen, die uns logisch, richtig und korrekt erscheint, innerlich aber eine fehlende Balance zwischen Gefühl und Verstand wahrnehmen, ist es ein Hinweis darauf, unsere Entscheidung nochmals zu überprüfen. Wir reagieren gerade nach einem Programm und nicht nach unserer eigenen Überzeugung.

Bei vielen Menschen ist der Bezug zum eigenen Gefühl allerdings so verschüttet, dass wir oft lange Zeit brauchen, um unseren Patienten zu helfen, wieder den Zugang zu ihren Gefühlen zu finden. Der Widerstand dagegen besteht aufgrund der Schmerzen, die zunächst bei der Rückerinnerung wieder auftauchen. Wir laufen also in unserem Erwachsenenleben ein wenig wie programmierte Roboter herum, ohne uns dessen bewusst zu sein. Wir können uns an unsere Programmierung nicht erinnern und leiden wegen der Vergewaltigung unserer Gefühle unter psychischen und psychosomatischen Symptomen.

---

8   Zur Bedeutung, die das Tragen des Kleinkindes am Körper der Mutter während des ersten Lebensjahres, welches ja, ähnlich einem Kängurubaby, eigentlich eine physiologische Frühgeburt darstellt, empfehle ich das Buch von Jean Liedloff „Auf der Suche nach dem verlorenen Glück" (Liedloff 1999).

Die Arbeit der Psychotherapie besteht nun darin, an diese Programme aus unserer frühen und frühesten Kindheit heranzukommen und sie auf ihren Sinn zu überprüfen, um gegebenenfalls anders handeln zu können.

Frühe Traumatisierungen und spätere Symptomatik

Ein Problem bei der Erforschung von frühen Traumatisierungen[9] stellt die Tatsache dar, dass wir uns unsere differenzierte Sprache erst im dritten Lebensjahr aneignen. Geschehnisse vor dieser Zeit sind wohl in unserem Gedächtnis gespeichert, nicht aber in Form von sprachlichen Codes. Sie können daher nicht durch reine verbale Interventionen abgerufen werden. Heute wissen alle ernst zu nehmenden psychotherapeutischen Richtungen darüber Bescheid, dass Traumatisierungen mit der Folge später Störungen bereits bei der Geburt und sogar schon intrauterin geschehen können. Ich empfehle dazu das Buch von Janov „Der Neue Urschrei" (1993). Janov ist ein wichtiger Forscher auf dem Gebiet des Geburtstraumas. Die ersten Theorien über das Trauma der Geburt reichen allerdings zurück bis in die Zeit Freuds, als sein Schüler Otto Rank das Geburtstrauma als das Wesentlichste in unserem Leben beschrieb (1924). Freud deutete dies allerdings als Widerstand gegen den von ihm entdeckten Ödipuskomplex und empfahl Rank, wegen seiner Vaterrivalität eine Analyse zu machen (Leitner-Freud 1998). Tatsächlich war es zu dieser Zeit nicht üblich, dass sich alle Lehranalytiker selbst einer Analyse unterzogen (Kerr 1994).

Noch einige Worte zur intrauterinen Traumatisierung. Es ist nicht allgemein bekannt, dass der Fötus[10] bereis nach den ersten zwölf Lebenswochen in der Lage ist, Schmerzen zu empfinden (Neidert 1997). Neue Forschungen (Groß 1982, Balint 1970) geben Hinweise darauf, dass die Aufnahmefähigkeit des Fötus weit früher beginnt als bisher angenommen und dass er in hohem Maße am Gefühlsleben der Mutter Teil hat und dass schon hier eine emotionale Strukturbildung stattfindet. Der Fötus ist mittels Plazenta und Nabelschnur mit dem mütterlichen Blutkreislauf verbunden. Sämtliche Transmittersubstanzen und Hormone, natürlich auch Medikamente, können die Plazentaschranke passieren. Ist nun die Mutter während der Schwangerschaft depressiv, z.B. weil das Kind unerwünscht ist oder weil sie vom Vater des Kindes verlassen wurde, kreist in ihrem Blut ein ganz bestimmter Cocktail an Botenstoffen und Hormonen (in dem zum Beispiel zu wenig Serotonin vorhanden ist), der auch durch die Plazenta

---

9   Unter Trauma verstehe ich psycho-physische Verletzungen, die so intensiv sind, dass das Subjekt unfähig ist, adäquat darauf zu antworten.

10 Unter Fötus versteht man die Periode des Babys vom dritten Schwangerschaftsmonat bis zur Geburt.

über die Nabelschnur in das Kind gelangt. Somit kann der Embryo auch auf biochemischem Wege die Gefühle der Mutter erfahren und übernehmen.

Die frühesten Traumata, die wir erlitten haben, sind also sehr wohl in unserem Organismus gespeichert, nicht aber in verbalen Mustern. Durch Interventionen am Körper können sie wieder zugänglich gemacht werden.

Auf die Techniken zur Erinnerung des Geburtstraumas gehe ich später in dem Kapitel 13: „Das Geburtstrauma", ein.

Frühe und früheste Traumata können durch Körperinterventionen wieder bewusst gemacht werden, denn die Patienten[11] erinnern keine Bilder oder konkrete logische Zusammenhänge, sondern starke Gefühle und körperliche Empfindungen.

Das Wesen von frühen seelischen Schmerzen, von Arthur Janov (Janov 1984) treffend Urschmerzen genannt, ist dadurch gekennzeichnet, dass sie immer auch mit körperlichen Schmerzen einhergehen. Am Beginn unseres Lebens sind seelischer und körperlicher Schmerz noch nicht differenziert. Sie werden nicht voneinander getrennt wahrgenommen.

Neben unserem Wissen aus der Geburtshilfe, wie ein wiedererlebtes Geburtstrauma in der Bewegungsabfolge und in seiner Dynamik abläuft, erfolgt die Zuordnung dieses aufgetauchten Materials in der verbalen Verarbeitung, manchmal auch mit Hilfe der Fremdanamnese, in der wir über den Verlauf der Geburt und der Zeit danach Daten zusammenstellen. Eltern und Verwandte werden durch den Patienten befragt, manchmal ist es sogar möglich, an die Krankengeschichte des Spitals, in dem der Patient geboren wurde, heranzukommen (diese muss in Österreich per Gesetz 30 Jahre lang aufgehoben werden), um ein möglichst objektives Bild über die damaligen Geschehnisse zu bekommen.

Gegenstimmen zur Bedeutung früher Traumatisierung

Der Vollständigkeit halber möchte ich erwähnen, dass es zur Relevanz der Traumatisierungen für eine spätere Symptomatik durchaus kontroversielle Diskussionen innerhalb der Forschung der Psychotherapie gibt. Ich möchte auf die Arbeiten von Hilarion Petzold und dem Ehepaar Mechthild und Janus Papoušek hinweisen, die Folgendes meinen: „Da der Säugling und das Kleinkind Abwehr gar nicht oder nur rudimentär entwickelt haben, wirken sich natürlich Schädigungen der frühen Lebensphase ...

---

11   Als Arzt verwende ich gerne diesen Ausdruck, welcher „der Leidende" bedeutet, Psychotherapiekollegen verwenden eher den Ausdruck Klient.

potenziell stark auf alle Bereiche der Entwicklung aus. Dennoch muss betont werden, dass dies nicht zwangsläufig so sein muss und dass eine traumatisch verlaufende frühe Lebenszeit nicht automatisch spätere psychische Schädigungen grundlegt. Die Kompensationsmöglichkeiten sind beträchtlich"(Papoušek 1998, S. 20). „So können wir Störungen, die wir als frühe Schädigungen bezeichnen (nämlich Psychosen, Borderline-Erkrankungen, schwere narzisstische Neurosen und Psychosomatosen) nur verstehen, wenn wir sie als Störung begreifen, die in einem ganzen Leben sich entwickelt hat, d.h., dass nicht nur in der frühen Kindheit eine Beeinträchtigung geschehen ist, sondern die Kette solcher Negativ-Erfahrungen im gesamten Lebenslauf nicht abgerissen ist" (Petzold, bei Hochgerner, Wildberger 1998, S. 20ff).

Zu diesen Feststellungen passen Hinweise von Freud, der immer wieder davon gesprochen hat, dass die Kompensationsmöglichkeiten beim traumatisierten Kind und Säugling verschieden stark ausgeprägt sind und auch von genetischen Faktoren abhängen.

Traumatisierungen im Erwachsenenalter

Seit etwa zehn Jahren beschäftigt sich die Psychotherapie auch vermehrt mit dramatischen Traumatisierungen im Erwachsenenalter. Ich denke da etwa an Entführungen, Folterungen, Vergewaltigungen, Kriegsereignisse. Die Patienten, denen so etwas widerfahren ist, spalten oft diese Geschehnisse ab. Dieses Abspalten, welches ich vorher als primären Abwehrmechanismus beim Säugling beschrieben habe, steht uns neben vielen anderen Abwehrmechanismen in der Not als Erster zur Verfügung. Er tritt blitzartig in Erscheinung, vergleichbar im somatischen Bereich mit der Ausschüttung jener Endorphine (körpereigene morphinähnliche Substanzen), die bei plötzlicher Verletzung bewirken, dass wir zunächst keinen Schmerz fühlen. Folteropfer beschreiben das Abspalten etwa so, als ob sie neben sich stünden und sich zusähen, ohne den vollen Schmerz, der ihnen zugefügt wird, zu erleben.

Die seelischen und körperlichen Schmerzen bleiben im Organismus gespeichert. Mit der Methode des Brain Mapping[12] können wir den Ort im Zentralnervensystem finden, in welchem sie lokalisiert sind: Es ist der linke Nukleus Amygdale, also ein Teil des limbischen Systems. Bei bestimmten Auslösern wird nun dieses Erlebnis aufs Neue getriggert – der Patient erlebt die Hölle der Vergangenheit nochmals, ohne dass es dadurch zu einer Heilung kommen würde. Dies kann jahrzehntelang so weitergehen.

---

12 Brain Mapping: Erstellung farbiger Landkarten der einzelnen Gehirnregionen. Janov verwendete EEG-Untersuchungen, die er dann mittels Computer in farbige Areale umwandelte. Heute werden modernere bildgebende Verfahren verwendet, wie etwa die Photonen Emissions Tomographie (PET).

Ein amerikanischer Gehirnforscher, Bessel van der Kolk, berichtete bereits vor vielen Jahren darüber (van der Kolk u.a. 2000), dass man durch psychodynamische Therapie alleine nicht an dieses Geschehen herankommt, wohl aber durch gezielte körperorientierte Techniken, wobei er EMDR (Eye Movement Desensitization and Reprocessing) erwähnt. Im gleichen Buch beschreiben Hilarion G. Petzold und Mitarbeiter im Artikel „Integrative Traumatherapie" die Einbeziehung von Leibtherapie in die Behandlung von posttraumatischen Belastungsstörungen. Die Emotionale Reintegration bietet hier mit ihrem Ansatz einen wertvollen Beitrag zur Therapie dieser Störungen. Diese Erfahrungen, durch den Körperansatz zu intervenieren, sind noch nicht Allgemeingut bei Psychiatern und Psychotherapeuten, wie man auf Kongressen und Tagungen beobachten kann. Für dieses Syndrom PTSD – posttraumatic stress disorder (Dilling u.a. 2000, Kapitel F43.1) – werden Psychopharmaka und Verhaltenstherapie angeboten, oder es wird empfohlen, über das Geschehen einfach zu reden.

Körperorientierte Psychotherapie

Zusammengefasst: Körperorientierte Psychotherapie vermag Traumata früher und frühester Kindheit wieder zu erinnern, um sie der Verarbeitung zugänglich zu machen, ebenso Folgen von Schocktraumata (PTSD).

Emotionale Reintegration steht damit polar zu einer Haltung von Perls, der alle Traumata als Erfindungen der Patienten ansah, um ihre Selbstachtung zu retten. Da der Patient nicht verantwortlich sein will, ist das Trauma verantwortlich (Perls 2002, S. 50ff). Mir scheint diese Haltung oberflächlich, vereinfachend und zynisch zu sein.

Darüber hinaus ist Körperpsychotherapie eine zielführende und manchmal den Weg abkürzende Methode, um an den so genannten Urschmerz heranzukommen.

Ein Beispiel aus der Praxis: Ein Patient kam in die Stunde und berichtete, es sei nichts Neues vorgefallen, er fühle sich träge und müde und würde am liebsten schlafen gehen.

Der Aufforderung folgend, ein wenig tiefer in den oberen Teil des Brustkorbes zu atmen und durch die Berührung eines Gelenkes kam es plötzlich zu tiefer emotionaler Bewegung und der therapeutische Prozess war voll im Gange. Die Müdigkeit war verflogen – sie war nur eine Form der Abwehr gewesen, um die in der Tiefe gelegenen Gefühle nicht an die Oberfläche gelangen zu lassen.

Zur Geschichte der Körperpsychotherapie

Die Anfänge der Körperarbeit als Psychotherapie, die anstrebt, durch körperliche Interventionen (Haltung, Bewegung, Druck auf Muskelmaximalpunkte, Massagen usw.) die autonome Selbstregulation bei psycho-physischen Störungen wieder in Gang zu bringen, stützen sich nach Boadella (1977) bereits auf die Arbeit von Charles Darwin. Dieser schreibt 1872: „Zorn kann dadurch hervorgebracht werden, dass Menschen in entsprechende Körperhaltungen versetzt werden. Auf der anderen Seite mildert die Unterdrückung aller äußerlichen Zeichen unser Gefühl." (Darwin 1965)

Der eigentliche Begründer der Körperpsychotherapie war Wilhelm Reich, der, aus der engen Form der psychoanalytischen Technik ausbrechend, ab dem Jahre 1935 die Muskelspannungen, die er in den Körpern seiner Patienten beobachtete, erforschte. Reich begann mit seinen Händen an diese Spannungen zu arbeiten. Er fand bei den Neurosen im Körper ein System von Energieblockaden, die den freien Fluss der Energie und damit der Gefühle verhindern. Seine Therapieform wurde von ihm zunächst „Vegetotherapie", dann „Orgontherapie" genannt. Reich hatte bei Einzellern als Antwort auf einen einfachen Reiz die Ausdehnung und das Zusammenziehen des Protoplasmas beobachtet. Bei höher-organisierten Lebewesen wie dem Menschen findet sich als Äquivalent eine lustvolle Ausdehnung des gesamten Organismus in die Umwelt bei angenehmen Reizen, oder ein ängstliches Sich-Zurückziehen bei Bedrohungen. Diese Prozesse werden durch das so genannte autonome oder vegetative Nervensystem (Sympathikus – Parasympathikus) gesteuert. Im Zustand der Gesundheit geschehen diese Prozesse rhythmisch, pulsierend, im Zustand der Krankheit sind sie blockiert. Die Blockaden werden durch den Sympathikus gesteuert.

Die betreffende Person befindet sich daher chronisch in einem erhöhten Spannungszustand und es fehlt ihr die Fähigkeit, diese Spannung zu entladen. Dies geschieht in der Körperpsychotherapie durch die körperliche Arbeit an den Blockierungen. Durch diese Blockierungen verliert der Patient einen Teil seiner Mobilität, im Sinne des freien Ausdruckes seiner Gefühle durch Haltung, Bewegung, Gestik und Mimik, als auch einen Teil seiner Motilität[13]. Beim Auftreten von tiefen Gefühlen kommt es unter anderem zu einer Muskelentladung in Form eines feinen Fibrillierens, das sich im Idealfall auf den ganzen Körper ausdehnen kann. Subjektiv ist dies als ein lustvolles Strömen spürbar und objektiv als eine Pulsationswelle beobachtbar, die den Körper durchläuft. Der Name der von mir gegründeten Zeitschrift Pulsationen bezieht sich auf diesen Prozess.

---

13 Damit ist der spontane Energiefluss in den Muskeln gemeint. Dieser ist im Unterschied zur Mobilität ein unwillkürlicher Prozess, der nicht absichtlich erzeugt werden kann.

Dieses ungehinderte Pulsieren des Körpers nannte Reich zunächst den Orgasmusreflex, weil er bei Menschen am sexuellen Höhepunkt im Zustand der lustvollen Entspannung beobachtet werden kann. Diesen Reflex beobachten wir allerdings nur beim Fehlen von einschränkenden muskulären Blockaden. Wegen seiner universellen Bedeutung und vieler Missverständnisse, die sich auf diesen Begriff bezogen, nannte Reich ihn später den Lebensreflex. Diesen können wir auch im Rahmen der körperpsycho-thera-peutischen Prozesse beobachten. Er ist aber nicht identisch mit dem explosionsartigen Ausbruch lange gestauter Emotionen, sondern folgt ihm erst in der Entspannungspha-se. Dabei werden spontane Gefühlsentladungen möglich, die authentischen Charakter haben. Am besten werden sie als Gefühle des Schmelzens beschrieben (Perls 1972, nach Boadella 1977). Bereits in der Bioenergetischen Analyse als auch in der Primär-therapie wurde, ebenso wie in der Emotionalen Reintegration, genau zwischen einem emotionalen Ausagieren und authentischen Gefühlen unterschieden.

Schon 1977 wies Boadella darauf hin, dass „einige Personen", heute würden wir über frühe Störungen oder weiche Strukturen sprechen, bei konfrontativen Berührungen abspalten und depersonalisieren (Boadella 1977). Hier treffen wir bereits auf den Be-griff der Abspaltung.

Dies war einer der Gründe, weshalb die Körperpsychotherapeuten nach anderen Tech-niken als den so genannten „Angriff" auf den Muskelpanzer suchten, um durch kör-perorientierte Maßnahmen innerhalb der Psychotherapie einen Zugang zu den den Symptomen zugrundeliegenden Störungen zu finden. Gerda Boyesen folgte Reichs Be-obachtungen der vegetativen Reaktionen bei der Körperarbeit und beschäftigte sich in der Folge mit dem visceralen System. Der neue Ansatz besteht in der Hypothese, dass sich ungelöste Konflikte als latente dynamische Anspannung der Viscera (Eingeweide) manifestieren. Die Neurose wäre demnach ein Konflikt im autonomen Nervensystem. Der Körper ist gezwungen, die Gefühle im Inneren des Körpers festzuhalten. Auch Boyesen fand bei der Arbeit mit weichen Strukturen die bisherige Technik der Kör-perarbeit nach Reich und Lowen inadäquat. Sie berichtet über Fälle von Borderline-persönlichkeitsstörungen, bei denen die Skelettmuskulatur nicht hyperton, sondern hypoton war und die Patienten keine klassischen Muskelpanzer-Strukturen zeigten (Boyesen und Boyesen 1977). Diese spezifische Form der Abwehr, wie wir sie bei har-ten Strukturen finden, fehlte. Sie spricht in der Folge von Gewebepanzerungen. Ihr Zugang war eine sanfte Massage, die Darmbewegungen, die so genannte Psychoperi-staltik, erzeugen und durch die es zu einer Entladung der gestauten Energie im Darm kommt. In den neunziger Jahren entwickelte sie dann weitere Techniken, um gestaute Energie zu entladen, indem sie nur in der Aura des Patienten arbeitet, ohne diesen direkt zu berühren.

Meine persönliche Antwort auf das Problem des körperorientierten Herangehens an ungepanzerte Störungen ist die Gelenksarbeit (Kapitel 6 und 7 dieses Buches).

2. Wozu Wiedererinnern?

Das Unbewusste

Selbst die Verhaltenstherapie akzeptiert heute, dass es ein Unbewusstes gibt. Geschehnisse werden im Unbewussten deponiert, weil sie unangenehme, peinliche und schmerzhafte Erinnerungen beinhalten, die zu dem Zeitpunkt, als sie geschahen, nicht verarbeitet werden konnten. Es wäre einfach zu viel Schmerz gewesen. Der Zeitpunkt des Unbewusst-Werdens befindet sich meistens in unserer Kindheit. Je früher das Trauma geschieht, desto gravierender sind die Auswirkungen später, weil wir erst mit zunehmendem Alter differenzierte Abwehrformen entwickeln können. Am Beginn steht uns, wie gesagt, nur die Abspaltung[14] zur Verfügung. Die Abspaltung, die ich meine (siehe auch Fiedler 2001), wird nicht so sehr als aktive Verschiebung in das Unbewusste gesehen, sondern eher als eine passive Folge von Traumafolgen. Bei der Abspaltung kommt das Gefühl während des Traumas gar nicht erst ins Bewusstsein, sondern muss von vornherein unterdrückt werden. Es handelt sich um eine Notsituation, weil ansonsten das Überleben nicht möglich gewesen wäre.

Die Angst vor dem Überwältigtwerden durch den emotionalen Stress ist nicht unbegründet. Wir wissen, dass Säuglinge alleine durch emotionalen Stress sterben können. Bereits in den 30er Jahren legte René Spitz (Spitz 1996) in seinen Arbeiten dar, dass verlassene, sonst aber bezüglich Nahrung und Reinlichkeit gut gepflegte Säuglinge in Waisenhäusern überdurchschnittlich oft starben.

Weitere Merkmale des Unbewussten sind, dass es viele Kindanteile enthält und dass im Unbewussten die Dimension Zeit fehlt. Das heißt, gestern und heute sind dort gleichzeitig vorhanden.

Der Kern des neurotischen Verhaltens besteht nun darin, dass wir in bedrohlichen Situationen nicht mit den Möglichkeiten des Erwachsenen reagieren, sondern auf in der Kindheit erlernte Reaktionsweisen zurückgreifen. Fritz Perls formulierte einmal auf die

---

14 Abspaltung wird auch in der Gestalttherapie von Perls verwendet, allerdings in einer völlig anderen Bedeutung. Perls meint damit die nach außen projizierten Teile unserer Persönlichkeit, die wir abgespalten haben und wieder integrieren können (Perls 2002, S. 45).

Frage, warum der Neurotiker so sehr seine Abwehrmechanismen verteidigt: „Weil sie uns in der Kindheit so gut verteidigt haben".

Ein Abwehrmechanismus ist in der Kindheit also eine altersadäquate kreative Leistung, die aber im Kontext des Erwachsenenlebens inadäquat geworden ist. Als Erwachsene haben wir ein Vielfaches an Verteidigungsmöglichkeiten, um uns gegen Verletzungen zu wehren.

Wie kann Heilung geschehen?

Zu einer Heilung der neurotischen Symptomatik kann es nur kommen, wenn wir nochmals in die Kindheit zurückkehren können, um das Geschehen neuerlich im Hier und Jetzt zu erleben. Die Wichtigkeit der Erfahrung dieses Hier und Jetzt finden wir bereits beim Religionsphilosophen Martin Buber (Finger 1992).

Der Unterschied zu einer lediglichen Wiederholung (die eine neuerliche Traumatisierung bedeuten würde) ist aber der, dass das Wiedererleben diesmal innerhalb der sicheren therapeutischen Beziehung geschieht. Der Therapeut repräsentiert die Gegenwart, die Sicherheit, den Schutz und das Kraftpotenzial des Erwachsenseins. Außerdem ist es zur Heilung notwendig, dass innerhalb des Wiedererlebens auch die abgespaltenen oder verdrängten Emotion erlebt werden können, zugleich auch die dazugehörige körperliche Empfindung. Nur wenn auf allen diesen Ebenen unseres Organismus – Intellekt, Emotion und Körperempfindung – gleichzeitig das Trauma wieder, oder besser gesagt, erstmals vollständig erlebt werden kann – Janov nennt dies die Verknüpfung –, kann Heilung entstehen.

Der Urschmerz ist im Gehirn als ein elektrisches Potenzial gespeichert. Er hat die Tendenz, im Sinn der selbstregulativen Selbstheilungstendenzen ins Bewusstsein aufzusteigen. Das kindliche Unbewusste wehrt sich aber dagegen. Die Zellen der Umgebung isolieren diesen elektrischen Herd durch ihre elektrische Gegenaktivität. Janov spricht von einem Wall. Je mehr Urschmerz isoliert werden muss, desto mehr Energie muss das Gehirn aufbringen, um diese Tätigkeit auszuführen, und umso weniger Energie bleibt für andere kreative Leistungen. Falls die Verknüpfung im therapeutischen Geschehen gelingt, kann durch bildgebende Verfahren nachgewiesen werden, dass der elektrische Herd im Gehirn, wo der Urschmerz saß, tatsächlich verschwunden ist.

Dieser innere Stress zwischen dem Versuch des Organismus, den Urschmerz bewusst werden zu lassen, und dessen dauernde Blockierung erzeugen in uns eine spürbare innere Unruhe. Ein Versuch, damit fertig zu werden ist, diese Unruhe abzureagieren, etwa durch extremen Sport, promiskuitive Sexualität, Workoholismus. Ein anderer

Weg, den viele Menschen wählen, ist die Dämpfung durch Drogen: Nikotin, Alkohol, Schokolade[15] oder gar durch harte Drogen.

Eine interessante Fragestellung ergibt sich aus der Tatsache, dass unser Gedächtnis aus dem Ultrakurzzeit-, dem Kurzzeit- und dem Langzeitgedächtnis besteht (Vester 1998). In den ersten beiden Gedächtnisformen erfolgt die Speicherung elektrisch. Deshalb haben wir nach einem Schädeltrauma, etwa nach einem Verkehrsunfall, eine retrograde Amnesie, das heißt; Wir können uns an einen kurzen Zeitabschnitt vor dem Unfall nicht mehr erinnern. Das elektrisch gespeicherte Kurzzeitgedächtnis wurde durch das Trauma wie durch einen Kurzschluss gelöscht. Das Gleiche geschieht nach einem epileptischen Anfall oder nach einem Elektroschock, wobei die nicht gesicherten elektrischen Aufzeichnungen unseres Gedächtnisses wie beim Absturz eines Computers verloren gehen. Das Langzeitgedächtnis wird aber, um es zu schützen, in Eiweißbausteinen gespeichert. Da wir im hohen Alter nicht mehr gut Eiweiß synthetisieren können, können wir auch Ereignisse, die vor kurzer Zeit geschehen sind, nicht mehr erinnern. Wohl aber Dinge aus unserer Kindheit, die viele Jahrzehnte zurückliegen.

Wie können wir uns nun modellhaft die Heilung eines Symptoms vorstellen, da es doch unauslöschbar im Gedächtnis verankert ist? Denken wir nur einmal daran, dass selbst massive Versuche, Zwangssymptome durch Elektroschocks zu heilen, gescheitert sind.

Stellen wir uns die Eiweißbausteine, aus denen ein Symptom zusammengebaut ist, als ein Gebilde von drei Puzzlesteinen vor, bestehend aus einem Quadrat, einem Kreis und einem Rechteck.

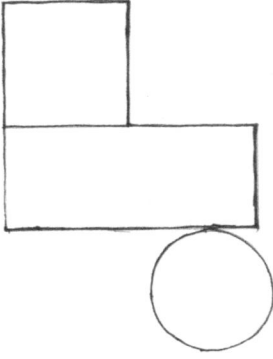

Abb. 1

---

15 Schokoladeessen bewirkt Ausschüttung von Endorphinen, die beruhigen. Nirgendwo anders findet man einen derartigen Verbrauch von Schokolade wie in psychiatrischen Anstalten.

Durch therapeutisches Wiedererleben und Verarbeiten werden diese Formen nicht gelöscht. Es wird aber etwas hinzugefügt. Stellen wir uns vor, dass in den Kreis Augen, Ohren und ein lachender Mund eingezeichnet werden, in das Rechteck ein Dach, zwei Fenster und ein Tor, und aus dem Quadrat lassen wir eine Sonnenblume wachsen. Drinnen schwimmt ein kleiner Fisch im Wasser.

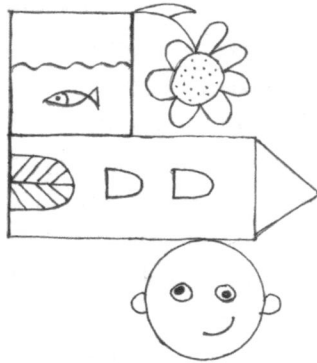

Abb. 2

Wenn wir uns das neue Bild ansehen, können wir noch immer das Rechteck, den Kreis und das Quadrat erkennen. Aber wir nehmen beim Abrufen des Engrammes das Gesamtbild auf und dieses vermittelt dem Betrachter eine völlig neue Botschaft.

3. Über das Wesen der Heilung – Selbstregulation

Um Heilungsvorgänge in unserem Organismus[16] verstehen zu können, müssen wir auf Reichs Prinzip der Selbstregulation zurückgreifen. Er selbst verwendete das Wort Selbstorganisation. Damit meinte er, dass unser Organismus, phylogenetisch vier Millionen Jahre alt und weise, die Tendenz hat, das Gesundheitsgleichgewicht wieder herzustellen. Perls nannte dies das homöostatische Gleichgewicht. Carl Rogers spricht in diesem Zusammenhang von der organismischen Tendenz zur Selbststeuerung (Rogers 1981, S. 74). Geißler definiert vorläufig Selbstregulation als eine wahrscheinlich genetisch angelegte Fähigkeit zur lebenslangen Optimierung der individuellen Entfaltungsmöglichkeiten des Menschen (Geißler 2004, S. 13). Natürlich dürfen wir nicht übersehen, dass auch Sterben und Vergehen, Reifen und Verblühen selbstregulativ sind. Unser Sein ist also nicht für die Ewigkeit konstruiert, sondern folgt einem Plan des Wachsens und Vergehens.

Selbstregulationsmechanismen, die den ganzen Erdball betreffen, finden wir in der Gaia-Theorie (Lovelock 1996), die annimmt, die Welt sei ein Lebewesen, das selbstregulativ funktioniert. Als Beispiel für diese Selbstregulation möge der Salzgehalt der Meere dienen. Obwohl tagtäglich die Flüsse der Welt aufgelöste Mineralien in Form von Salzen in die Meere führen, bleibt doch der Salzgehalt der Meere konstant, nämlich bei einem pH-Wert von 7,2 – dem gleichen pH-Wert unseres Blutes. Diese Tatsache erinnert uns daran, dass wir alle aus dem Meer stammen. Wodurch wird dieser konstante pH-Wert aufrechterhalten? Weil ununterbrochen Millionen von Kleinstlebewesen, Plankton genannt, im Meer sterben und ihre Kalkpanzer, die wie ein ständiger Nieselregen zum Meeresboden sinken, das neu hinzugekommene Salz binden.

Der Gedanke der Selbstregulation ist universell. In gesellschaftlichen Phänomenen finden wir ihn zum Beispiel bei Fürst Peter Krapotkin (Krapotkin 1918). In seinem Modell der Anarchie, einer Gesellschaftsform, die zu ihrem Funktionieren keinerlei Zentralgewalt benötigt. Dieser Gedanke mag utopisch erscheinen, bewährte sich allerdings bereits durchaus in der Geschichte der Menschheit. Allan Watts (Watts 1983)

---

16 Eine Definition findet sich bei Perls folgender Beschreibung: „Wir nennen jedes lebendige Wesen einen Organismus, welches Organe und eine Organisation hat und das in sich selbstregulierend ist." (Perls 2002, S. 14). An anderer Stelle: „Der Mensch wird als Organismus verstanden, der eine Einheit aus Körper, Seele und Geist bildet und dem eine Reifungstendenz innewohnt. Als solcher ist er Teil eines Gesamtsystems, dem Organismus-Umwelt-Feld." (Perls u.a. 1981).

beschreibt in seinem Buch „Der Weg des Wassers" die Han-Dynastie im alten China, die mit einem kurzen Interregnum 400 Jahre bestand (200 v. Chr. bis 200 n. Chr.) und die, der Lehre von Lao-tzu folgend, das Volk weitgehend autonom entscheiden ließ. In der Lehre des Lao-tzu ist der Begriff wu-wei zentral, der so viel wie „nicht zwingen" bedeutet.

Lao-tzu spricht folgendermaßen über das Tao: „Das Prinzip des Tao ist das, was von selbst geschieht (Tzu-Jan)."

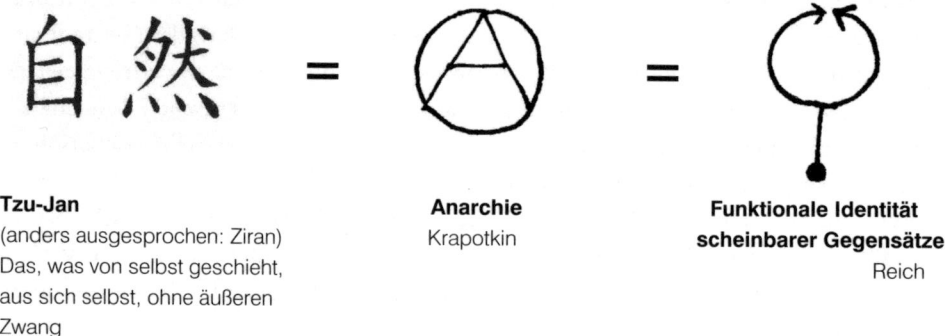

Tzu-Jan
(anders ausgesprochen: Ziran)
Das, was von selbst geschieht,
aus sich selbst, ohne äußeren
Zwang

Anarchie
Krapotkin

**Funktionale Identität
scheinbarer Gegensätze**
Reich

Abb 3: Selbstregulation

(Zum Verständnis meiner Interpretation des reichschen Symbols siehe auch S. 30, Abb. 7)

Selbstregulation und Krankheit

Wie können wir uns nun vorstellen, dass trotz Selbstregulation Krankheiten entstehen? Weil die Selbstregulation entweder durch äußere Ereignisse möglicherweise irreversibel gestört oder von uns selbst durch Blockierungen oder Vermeidungsverhalten unterbrochen wird. Bei dem Begriff Blockierung meine ich das reichianische Prinzip der segmentalen muskulären Blockierung des Energieflusses im Körper (siehe Kapitel 12 über die Arbeit an den reichschen Segmenten). Beim Vermeidungsverhalten denke ich an den Schwerpunkt in der Arbeit von Fritz Perls, den er immer wieder in seinen Büchern betont (Perls 1982 S. 84; 2002, S. 59). Es geht dabei nicht nur um die Vermeidung von Ereignissen in unserer Umwelt. Die elementare Wahrnehmung, der wir ausweichen, ist die innere Erfahrung. Das Vermeidungsverhalten entsteht durch eine Reduzierung unserer Wahrnehmung, um nicht mit den Gefühlen in Kontakt zu kommen, die mit den Erinnerungen an stattgehabte Traumata verbunden sind.

Wie kann nun die Selbstregulation wieder in Gang gebracht werden?

Die Antwort ist: durch bewusste Aufmerksamkeit. Perls nannte sie Awareness. Wörtlich meinte Perls, Bewusstsein per se – durch und aus sich selbst heraus – kann heilsam sein (Perls 2002, S. 25). Buddha Gautama sprach von Achtsamkeit als Weg zur inneren Heilung.

Ich finde die Beschreibung des gemeinsamen Wirkmechanismus in diesen durchaus verschiedenen Kategorien, nämlich der psychologischen und der religiös-philosophischen, der letztlich selbstregulativ zur Heilung führt, faszinierend.

Der Patient kommt in die Behandlung und ist sich seiner Symptomatik bewusst. Nicht bewusst ist er sich seiner Blockierungen und/oder seines Vermeidungsverhaltens. Der Therapeut leiht nun dem Patienten seine geschulte Aufmerksamkeit. Wenn er sie ihm zum richtigen Zeitpunkt vermittelt, kann der Patient dadurch seine eigene Wahrnehmung erweitern. In diesem Augenblick, durch nichts anderes als die Awareness des Patienten bewirkt, tritt die Selbstregulation wieder in Kraft. Dieses Prinzip ist einfach, jedoch gerade wegen seiner Einfachheit nicht leicht zu verstehen. Wir sind alle erzogen worden, uns anzustrengen, und man hat uns oft genug gesagt, dass nur Fleiß und Bemühen zum Ziel führen würden. Das Gegenteil davon ist das Wesen der Selbstregulation. Provokant ausgedrückt: Bemühen geschieht anstatt von Durchführen. Das schwer verständliche Paradoxon besteht darin, dass wir bei der Selbstregulation einen nicht vorhandenen Weg von A nach einem Ort B suchen (Abb. 4). So sehr wir uns auch bemühen, unsere Versuche bleiben erfolglos (Abb. 5). Irgendwann geben wir diese Bemühungen auf und plötzlich befinden wir uns am Ort B (Abb. 6).

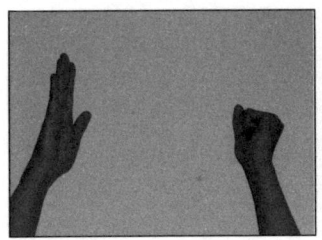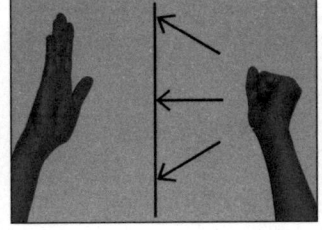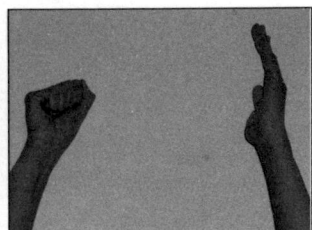

Abb. 4   *Abb. 5*   *Abb. 6*

Über den Prozess, der über die Auflösung der Blockierungen und Vermeidungen zu einer selbstregulativen Veränderung führt, siehe das 4. Kapitel: „Zum Verständnis des therapeutischen Prozesses".

Beispiele aus dem Alltag:

Sollte es in unserem Leben wichtige Veränderungen gegeben haben, wie zum Beispiel, dass wir endlich erreicht hatten, mit dem Rauchen aufzuhören, oder dass uns die Lösung eines schwierigen Problems, an dem wir Monate oder vielleicht Jahre gearbeitet haben, plötzlich gelungen ist, so sollten wir uns an den Augenblick erinnern, in dem diese Veränderung stattfand. Dieser Augenblick war nicht voraussagbar gewesen. Was so lange nicht möglich gewesen war, geschah plötzlich von selbst. Ein bekanntes Beispiel ist der Wachtraum von Kekulé[17]. Dieser Chemiker suchte nach der Strukturformel des Benzols. Es war bis dahin unklar, wie die sechs Kohlenstoffatome in einem Molekül miteinander verknüpft sind. Obwohl bereits 1861 Johann Josef Losschmid ihn auf die Möglichkeit eines Ringes aufmerksam gemacht hatte, erkannte Kekulé die Bedeutung dieses Hinweises nicht und grübelte weiter über die Lösung des Rätsels. Im Jahre 1865 saß er eines Abends im Halbschlaf vor dem offenen Kamin, als sich vor seinem inneren Auge die Funken des Feuers zu einer Form verdichteten, die einer Schlange glich, die sich selbst in den Schwanz biss. Plötzlich war ihm klar, dass es sich bei dem Benzolring um ein gleichmäßiges Sechseck handeln musste.

Im dialektischen Materialismus (Marx und Engels 1990, S. 132 und 307) wird dieser Augenblick der plötzlich auftretenden Veränderung der dialektische Sprung genannt, nachdem sich These und Antithese eine lange Zeit lang in einem dynamischen Spannungsfeld gegenübergestanden haben.

Reich hat diese Dynamik die funktionale Identität scheinbarer Gegensätze genannt (Reich 1969, S. 110).

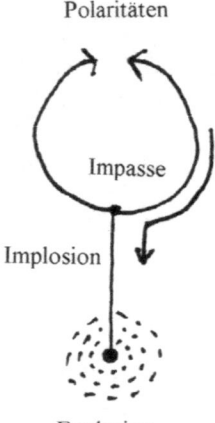

Abb. 7: Das reichsche Symbol

---

17   Friedrich August Kekulé von Stradonitz

Selbstregulation und körperliche Interventionen

Für die körperlichen Interventionen bedeutet Selbstregulation, dass die Berührung oder der Druck auf einen Muskel die Wahrnehmung des Patienten auf die bestehende Verspannung lenkt, die sich in diesem Augenblick selbstregulativ auflöst. Die Verspannung wird also nicht vom Therapeuten wegmassiert, sondern der Muskel verändert von selbst seinen Spannungszustand, da der Organismus nach dem Prinzip der Ökonomie funktioniert. Die Aufrechterhaltung der Spannung kostet ja unnötig viel Kraft.

Im verbalen Bereich heißt dies: Der Therapeut lenkt zum richtigen Zeitpunkt seine Aufmerksamkeit auf das Vermeidungsverhalten (die Abwehr) des Patienten. Dieser Zeitpunkt bietet sich an, wenn der Patient selbst so weit ist, die Abwehr erkennen zu können. In diesem Augenblick löst sich selbstregulativ die neurotische Abwehr auf, und der Patient gewinnt eine neue Einsicht. Die Analytiker nennen diesen Augenblick das „Aha-Erlebnis"

Dieses selbstregulative Geschehen ist sowohl in der Körperpsychotherapie als auch in allen anderen psychotherapeutischen Verfahren ein wesentliches Moment des therapeutischen Prozesses.

4. Zum Verständnis des therapeutischen Prozesses

Eine der Grundlagen dieser Abhandlung ist das Buch von Frank Staemmler und Werner Bock „Neuentwurf der Gestalttherapie" (Staemmler und Bock 1987). Ich werde einige Erläuterungen aus der Naturwissenschaft und aus dem spirituellen Bereich bringen, um die Universalität dieses Prozesses aufzuzeigen. Außerdem werde ich innerhalb des Systems die Dauer der einzelnen Stadien, also den Zeitfaktor, erläutern, der in der erwähnten Literatur nicht beschrieben wird.

Die erste Phase: die phony layer bei Perls, das Stadium der Stagnation (Staemmler und Bock)

Der Patient kommt zum Therapeuten und möchte seine Symptome, die ihn quälen, loswerden. Er hat den Bezug zu seinem eigenen energetischen Potenzial verloren, hat das Gefühl, dass er sich selbst nicht mehr helfen kann. In seinem Organismus ist scheinbar keine Energie vorhanden, er nimmt sie nur außerhalb seiner Selbst wahr, z.B. in dem, das ihm von außen her passiert, oder in der idealisierten Person seines Therapeuten. In der Physik nennt man diese Form der Energie Lageenergie oder potenzielle Energie. Ein Beispiel: Ein Gewicht, das wir auf einen Tisch stellen, besitzt scheinbar keine Energie. Doch durch diesen Vorgang erhält es die Fähigkeit, Arbeit zu verrichten. Wenn es wieder hinunterfallen würde, könnte es einen anderen, gleich schweren Körper, der mit ihm über eine Schnur und eine Rolle verbunden ist, nach oben ziehen.

Durch das Gefühl der Hilflosigkeit, sich als Opfer der Umstände sehend, bewegt sich der Patient in stereotypen Mustern. Er versucht durch allerlei Aktionen seine Umgebung zu manipulieren, ihm zu helfen, da er glaubt, dass ihm das selbst nicht möglich ist. Sobald ihm durch die Spiegelung des Therapeuten die Wahl seiner Mittel, die er zu seinen Veränderungsversuchen anwendet und die ihn wegen der Erfolglosigkeit frustrieren, bewusst wird, wird ihm das Thema des therapeutischen Prozesses klar. Die Aufgabe des Therapeuten in dieser Phase ist es also, dieses Thema bewusst zu machen. Die Energie, die notwendig ist, dem Patienten zu helfen, liegt in ihm selbst, nicht im Therapeuten. Der Therapeut hilft zu erkennen, wie der Patient seine eigene Energie ganz dazu verwendet, andere um Hilfe zu bitten, anstatt sie für die eigene Befreiung zu verwenden.

Die Dauer dieses Stadiums, vor allem wenn der Patient keinen Therapeuten aufsucht, kann ein Leben lang dauern.

Die zweite Phase: die Phase der Polaritäten

Es ist das Stadium der Gegensätzlichkeiten. Gegensatzpaare sind zum Beispiel Stärke und Schwäche, Größe und Kleinheit, Enge und Weite, Klugheit und Dummheit, Aufrichtigkeit und Verschlagenheit, Mut und Ängstlichkeit, Sauberkeit und Schmutz, Rache und Vergebung usw. Bereits Freud sprach über diese Gegensatzpaare, wie er sie nannte (Freud 1905, S. 37ff). In diesem Stadium ist genügend Energie im Organismus vorhanden und diese wird auch im Unterschied zur ersten Phase vom Patienten wahrgenommen. Die Richtung der Kraft hebt sich aber durch die Gegensätzlichkeit der Kraftvektoren auf, es kommt keine Bewegung zustande.

Beide Pole sind mehr oder minder gleich stark. Einer ist der vertraute, wir können ihn den expansiven Pol nennen, der andere scheinbar das Hindernis, der Unterdrücker, der Saboteur, der mächtige Schatten. Wir können ihn den kontraktiven Pol nennen. Er ist stark negativ emotional besetzt, und wir versuchen unbewusst, diesen Emotionen auszuweichen. Wir möchten ihn nicht wahrhaben, loswerden, überwinden, auflösen, um weiterzukommen.

Ein Beispiel für das Stadium der Polaritäten wird im klassischen Setting der Gestaltsitzungen sichtbar, wenn sich der Patient und sein imaginärer Gegenpart auf Polstern gegenübersitzen. Auf jedes Argument einer Seite folgt ein Gegenargument der anderen, keine Seite kann dieses Spiel gewinnen. Aus Erfahrung wissen wir, dass erst die Integration des Gegenparts, der eine Projektion eines scheinbar unattraktiven Teiles von uns selbst ist, zu einer Lösung führen kann.

Die Aufgabe des Therapeuten in dieser Phase ist es, die Unmöglichkeit einer inhaltlichen Lösung vor Augen zu führen. Etwa die Unterdrückung oder die Isolation des kontraktiven Pols zugunsten des expansiven oder der Versuch eines Kompromisses. Es geht um die Akzeptanz der Figur des kontraktiven Pols vor dem Hintergrund des expansiven. Dies ist in der Regel mit dem Ausbruch starker Emotionen verknüpft, die, erst wenn sie wahrgenommen und akzeptiert werden, integriert werden können.

Zur Dauer dieser Phase: Sie kann lange und, wie wir aus therapeutischen Verläufen wissen, sogar Jahre dauern.

Die dritte Phase: die Sackgasse (Perls) oder das Stadium der Diffusion (Staemmler und Bock)

Scheinbar sind alle Bemühungen gescheitert und es geht nicht mehr weiter. Verzweiflung kommt beim Patienten auf, er denkt ans Aufgeben. So viele therapeutische Sitzungen und scheinbar kein Resultat.

Der Unterschied zwischen Aufgabe und Hingabe ist vielen Menschen aufgrund ihrer lebensgeschichtlichen Erfahrungen nicht vertraut. Hingabe, zum Beispiel im Sinne des taoistischen Wu Wei, des Nicht-Tuns, damit Selbstregulation eintreten kann, erscheint riskant, weil es bedeutet, Kontrolle aufzugeben. Durch Tun wird Selbstregulation blockiert, was zum Rückfall in das Stadium der Polaritäten führt.

Die Aufgabe des Therapeuten, der diesen Zustand erkennen und verstehen muss, ist es, den Patienten aufzufordern, dem Prozess der Selbstregulation zu vertrauen, sich lediglich auf sein eigenes Zentrum zu konzentrieren und eine kurze Zeit lang so zu verbleiben. Diese Phase der Diffusion dauert also im Gegensatz zur vorherigen kurz, nur einige Sekunden.

Staemmler und Bock nennen diese Phase deshalb Diffusion, weil viele Energievektoren im Organismus des Patienten freigeworden sind, die jedoch noch keine gemeinsame Richtung haben und daher auch als wirksame Kraft vom Patienten noch nicht wahrnehmbar sind. Durch die fehlende gemeinsame Richtung findet auch noch keine Bewegung statt.

Die vierte Phase: die Implosion (Perls) oder die Kontraktion (Staemmler und Bock)

Durch die Konzentration auf ein Zentrum kommt es zu einer Einwärtsbewegung unserer Energie, zu einer Verdichtung und Konzentration. Ein selbstregulativer Prozess hat begonnen.

Ein Beispiel aus der Physik möge dies veranschaulichen: Wenn wir superflüssiges (stark abgekühltes) Helium an einen Ort bringen, wo er von keiner äußeren Energiequelle beeinflusst werden kann, also zum Beispiel auch nicht von der Schwerkraft – dies ist in einem Labor technisch möglich –, tritt nach einer Zeit ein seltsames Phänomen auf. Das Helium beginnt VON SELBST zu einem Zentrum hin zu kreisen.

Die Phase der Implosion ist so kurz, dass sie nicht wahrgenommen wird. Implosion und Explosion geschehen in Sekundenbruchteilen!

Die fünfte Phase: Explosion (Perls), Expansion (Staemmler und Bock)

Es kommt zu einer Auswärtsbewegung der Energie. Dies ist nun deutlich für den Patienten spürbar. In sein Bewusstsein tritt eine neue Erkenntnis, eine neue Sicht der Dinge. Diese ist mit einem intensiven Gefühl von Befreiung und Klarheit verbunden. Diese Expansion, durchaus wegen ihrer Dynamik Explosion von Perls genannt, ist dem Erleuchtungserlebnis im Buddhismus vergleichbar. Es wird berichtet, dass diesem Augenblick langes Lachen folgt, weil die Prägnanz und Einfachheit der Lösung so eindrucksvoll sind.

In der Therapie hat der Patient seine Antwort gefunden. Er teilt sie dem Therapeuten mit oder dieser erkennt sie am Ausdruck und der Körpersprache des Patienten. Der Patient hat eine sichtbar veränderte Ausstrahlung. Der Glanz seiner Augen ist verändert, das Gesicht ist gerötet, Asymmetrien im Gesicht, die durch Spannung verursacht waren, haben sich aufgelöst. Die Körperhaltung hat sich verändert, der Patient ist kontaktfähig und emotional präsent. Perls hat beschrieben, dass Patienten nach so einem Erlebnis subjektiv klarer sehen können, auch die Farben der Umgebung werden von ihnen intensiver wahrgenommen. Selbst der Geruchssinn[18] verändert sich.

Entsprechungen im Zen-Buddhismus

Vielleicht war Perls, der sich intensiv in seiner kalifornischen Zeit mit dem Zen-Buddhismus beschäftigt hat, bei seinem Entwurf der Phasen des therapeutischen Prozesses, der sich sowohl auf die einzelne Sitzung bezieht wie auch auf den ganzen therapeutischen Prozess, von Zen-Geschichten beeinflusst. Jedenfalls gibt es eine überraschende Übereinstimmung der Stadien oder Phasen, die beim Beschreiten des therapeutischen und des spirituellen Weges (Zen) beobachtbar sind. Ich erwähnte ja bereits, dass beide Wege eine gemeinsame Methode anwenden: die der bewussten Aufmerksamkeit (Awareness).

In den Zen-Geschichten kommt der Schüler zu einem Meister, weil er Erleuchtung erlangen möchte und selbst nicht das Mittel kennt, diese zu erreichen. Nur der Meister scheint dieses zu besitzen (Stadium der Stagnation).

---

18   Zum Geruchssinn: Geschulte Körperpsychotherapeuten lernen Gerüche des Patienten als eine Form der Kommunikation wahrzunehmen und zu interpretieren. Der Sitz unserer Gefühle ist das so genannte Limbische System in der Mitte unseres Gehirns. Ein Teil ist mit dem Geruchssinn anatomisch identisch. Bei einiger Erfahrung lernen wir Gerüche, wie die der Angst, der Depressionen, der Psychosen oder der emotionalen Öffnung bis hin zur Liebe, auch mit unserem geschärften Geruchssinn wahrzunehmen.

Der Meister gibt nun in klassischer Weise dem Schüler einen Koan auf. Ein Koan ist ein scheinbares Rätsel, das sich nicht logisch beantworten lässt, falls man eine inhaltliche Lösung sucht.

Die bekanntesten Koans sind etwa die Frage nach dem Geräusch des Klatschens einer Hand, die Frage nach unserem Namen, bevor wir geboren wurden, oder die Geschichte mit der Gans in der Flasche (Bhagwan Shree Rajneesh 1983). Eine Gans wird als kleines Küken durch den Flaschenhals in ein Glasgefäß gegeben, wird größer und kann nicht mehr von selbst aus der Flasche heraus. Die Frage lautet nun: Wie kann die Gans aus der Flasche herauskommen, ohne getötet zu werden und ohne dass die Flasche zerbrochen wird?

Für gewöhnlich braucht der Schüler etwa zehn Jahre Zeit, um zu einem Ergebnis, nicht zu einer Lösung zu kommen. Zunächst kommt er immer wieder strahlend mit einem Lösungsvorschlag zum Meister. Dieser ist mit der Antwort aber nicht zufrieden und schickt ihn immer wieder weg. Der Schüler wird angehalten über den Koan zu meditieren. Irgendwann verzweifelt er aber und will aufgeben.

Im rechten Augenblick hält ihn der Meister an, in der Meditation zu verweilen, sich mittels der Atmung auf sein Zentrum zu konzentrieren und sich von der Anstrengung, den Koan zu lösen, zu distanzieren, sich in den Koan nicht mehr zu verbeißen, sondern ihn nur mehr wahrzunehmen. Die gesuchte Antwort ist in dem Koan selbst vorhanden. Aus der Phase der Diffusion über die Phase der Kontraktion kommt es plötzlich *von selbst* zu dem, was im Buddhismus Erleuchtung genannt wird (die Phase der Expansion).

Am Beispiel des Koans mit der Gans könnte man sich eine Erkenntnis etwa so vorstellen, dass die Idee von der eingesperrten Gans ein Trugbild ist. Sie ist nicht in der Flasche gefangen, sie ist und war immer frei. So wie wir in Phantasien und Täuschungen gefangen sind und den Weg aus selbst erdachten Gefängnissen heraus suchen.

Reich beschrieb eine ähnliche Metapher über die scheinbare Gefangenschaft des Einzelnen und der Gesellschaft in repressiven Systemen. Er nennt sie „den Menschen in der Falle".

Elsworth Baker verwendete diesen Satz als Titel zu seinem Buch (Baker 1980). Der Mensch sitzt in einem Gefängnis und sucht nach dem Ausgang. Natürlich ist der Ausgang mit dem Eingang identisch. Das Besondere an der Situation ist, dass die Tür noch dazu offen steht. Es ist die Angst vor dem Unbekannten und Unsicheren draußen in der Freiheit, außerhalb des Gefängnisses, die ihn daran hindert, einfach hinauszuspazieren. Die verschiedenen Abwehrformen gegen diese Angst wurden von Reich treffend beschrieben. Manche Menschen machen es sich in der Gefängniszelle gemütlich, richten sie nett ein, um sich darin behaglich zu fühlen. Andere predigen über die Gefahren, die draußen warten, und warnen die anderen, sich aus dem Gefängnis hinauszubegeben. Falls jedoch plötzlich jemand losrennt und hinaus will, wird er von den anderen mit Gewalt zuruckgehalten, für verrückt erklärt oder sogar getötet.

Der Prozess der Entscheidungsfindung

Die Dynamik des beschriebenen Prozesses und der beobachtbaren Phasen können wir auch im Prozess der Entscheidungsfindung bei Fragestellungen verfolgen. Es ist die Eigenschaft unserer linken Gehirnhälfte, die für das logische Denken bestimmt ist und die digital funktioniert, bei einer Fragestellung nie ein Resultat liefern zu können, welches ein Ja zu hundert Prozent und ein Nein zu null Prozent beinhaltet. Bestenfalls lautet das Resultat neunzig zu zehn, meist aber achtzig zu zwanzig oder sogar sechzig zu vierzig. Es bleibt immer ein Rest an Ungewissheit bezüglich der Richtigkeit der Entscheidung übrig. Ständig tauchen Gegenargumente auf. Wir zögern, die Entscheidung zu treffen. Ein Ausblenden der Gegenargumente ist nicht möglich. Sie bleiben bestehen und lassen sich nicht verdrängen. Letztlich findet die Lösung auf einer anderen Ebene statt. Sie kommt als eine Entscheidung unserer rechten, der für die Emotionen zuständigen und analog arbeitenden Gehirnhälfte. Wiederum ist es unser Gefühl, das eine bedeutsame Funktion innehat. Auf der rein inhaltlichen Ebene innerhalb der linken Gehirnhälfte sind keine Lösungen ohne Vorbehalte vorhanden.

Bei dieser Beschreibung der Entscheidungsprozesse möchte ich auch auf ein häufiges Phänomen hinweisen, das sich allgemein bei Fragestellungen und speziell bei Fragen des Patienten an den Therapeuten zeigt. Immer, wenn jemand mit einer Frage an uns herantritt, hat er bereits längst die Antwort gefunden. Es geht ihm nur um die Bestätigung seiner Entscheidung, da er durch ein inneres Ungleichgewicht zwischen Kognition und Emotion unfähig ist, die Entscheidung selbst zu treffen. Wenn wir nicht mehr mit Fragen zu unserem Therapeuten gehen müssen, sondern die Antworten in uns selbst finden, ist das Ende der Therapie erreicht. Ähnlich könnte man im Buddhismus das Ende des Weges, die Erleuchtung, beschreiben.

5. Von der konfrontativen Arbeit am Muskelpanzer zum sanften Weg

Meine Eigentherapie und Ausbildung in reichscher Körperarbeit war klassisch reichianisch, mit dem Schwerpunkt der starken Aufladung durch Druck oder durch Stresspositionen, um zur bioelektrischen Entladung und den dabei zutage tretenden blockieren Emotionen zu kommen. Ich verdanke dieser Therapie einiges. Sie war dynamisch, machte mir Mut, lehrte mich bewusst zu sein und brachte mich in Kontakt mit dem Zen-Buddhismus und dem japanischen Kampfsport Aikido. Ich lernte Körperlesen, den Mut mich zu konfrontieren und den sicheren Zugang zum Körper. Ich fand dort das, was ich in meiner medizinischen Ausbildung (Fachrichtung Psychiatrie und Neurologie), mit Ausnahme der Manualtherapie, vermisst habe: Den heilenden Zugang zum Patienten mittels Berührung durch meine Hände – die ursprüngliche Bedeutung des Wortes Be„hand"lung.

Heute, durch die zeitliche Distanz und andere Erfahrungen, sehe ich die Schwachstellen der damaligen Therapieansätze besser. Der Schwerpunkt lag zu sehr auf dem Heroischen. Wir standen damals in einer romantischen Opposition zu dem herrschenden Gesellschaftsmodell und in Opposition zu Freud, weil Reich und Perls die Psychoanalyse kritisierten. Es ging vor allem um Befreiung – von der sexuellen Zwangsmoral, dem Diktat der politischen Autoritäten und der Kirchen. Wir kannten nur eine Methode für diese Befreiung: unseren Muskel- und Charakterpanzer loszuwerden und den Weg zum ursprünglichen natürlichen Empfinden wiederzufinden.

Reich kannte noch nicht die Charakterstrukturen, mit denen sich heute die Psychotherapie schwerpunktmäßig beschäftigt: die frühen Störungen, die Persönlichkeitsstörungen, wie zum Beispiel die Borderlinepersönlichkeitsstörung. Ihm waren die so genannten harten Strukturen vertraut, also Charakterstrukturen, die einen Muskelpanzer als Abwehr aufgebaut hatten. Seine Techniken entwickelte er zur Auflösung dieses Panzers.

Auch Freud kannte zu seiner Zeit eher diese Störungen, wie das Beispiel der Hysterie zeigt, die man als die Modekrankheit seiner Zeit bezeichnen könnte. Auch heute gibt es noch diese Störung, sie hat aber ihr Äußeres verändert. Hysterische Blindheit, hysterische Lähmungen, hysterische Delirien und Dämmerzustände sind kaum noch zu finden. Der freiere Umgang mit der Sexualität führte hier sicher zu einer Änderung.

Seit Will Davis (Davis 1988), einem amerikanischen Körperpsychotherapeuten, nennen wir im Unterschied zu den harten Strukturen die frühen Störungen „soft structures", also weiche Strukturen.

Es scheint, dass erst um das zweite Lebensjahr der Körper imstande ist, als Abwehr mit der quer gestreiften Skelettmuskulatur zu reagieren. Das heißt, frühe Störungen haben keinen muskulären Panzer als Abwehr aufgebaut. Lediglich tief im Kern, um die Wirbelsäule herum und im Nacken gibt es chronische Spannungen.

Wenn wir nun mit der klassischen reichschen Methode mit diesen Patienten arbeiten, begehen wir einen Kunstfehler. Die Patienten lassen die Arbeit mit sich geschehen, aber spalten ab. Sie können sogar kurzfristig psychotisch werden und besitzen nicht die Möglichkeit, die hervorbrechenden, schmerzhaften Emotionen zu verarbeiten.

Ein Beispiel des falschen Ansatzes aus den Anfängen meiner körperpsychotherapeutischen Tätigkeit: Nach einer Sitzung innerhalb der Ausbildungsgruppe, die eine Ausbildungskandidatin mit einer frühen Störung an Kindheitstraumata herangeführt hatte, schien sie aus der Regression wieder herausgekommen zu sein. Ich beendete die Sitzung und wir gingen mittagessen. Der Therapieraum war im Obergeschoss meines damaligen Landhauses untergebracht, den man über eine Holztreppe erreichen konnte. Wahrend des Essens fiel mir auf, dass die Kandidatin, mit der ich zuletzt gearbeitet hatte, fehlte. Ich ging in den Gruppenraum zurück, fand sie dort in einer Ecke liegend, sie schien zu schlafen. Ich fragte sie, ob sie denn keinen Hunger hätte und sie verneinte. Irgendwie schien sie nicht ganz präsent zu sein. Schließlich erklärte sie mir den Grund, warum sie nicht hinunterkommen könne, weil nämlich die Treppe nicht mehr vorhanden sei. Sie hatte eine negative Halluzination. Erst zwanzig Minuten weiterer Arbeit brachten sie wieder voll in die Realität zurück.

Es ist völlig falsch, die starken Emotionen, zu denen die Gruppe der weichen Strukturen fähig ist, als therapeutischen Fortschritt zu deuten. Diese weichen Charakterstrukturen haben nicht das Problem, ihre Gefühle zu äußern, sie werden geradezu von ihnen überschwemmt. Es geht in der Therapie darum, diese Emotionen halten zu können und sie gemeinsam mit dem Therapeuten zu verarbeiten. Dazu brauchen sie nicht dynamische Stimulation, sondern das so genannte Containing – also innerhalb der therapeutischen Beziehung Sicherheit, Schutz, Grenzen und Unterstützung.

Offensichtlich gibt es in meiner Charakterstruktur so eine Schicht einer frühen Störung, die durch die damalige reichianische Therapie eher weiter verschüttet als befreit wurde. Meine narzisstischen Abwehrmechanismen wurden noch gestärkt. Was blieb, war das Gefühl eines Defizits.

In der primärtherapeutischen Selbsterfahrung lernte ich den Zugang zu frühesten Traumata an meinem Lebensanfang. Die Therapie blieb allerdings unvollständig. Einerseits dadurch, dass sie nicht lange genug gedauert hatte, andererseits aufgrund mangelnder Erfahrung der Therapeuten. Erst in der Psychoanalyse, viele Jahre später bei einer weiblichen Analytikerin, fand das kleine Kind in mir ausreichend und lange genug Gehör, Aufmerksamkeit, Geduld und Verständnis. Natürlich lernte ich auch die Grenzen der psychoanalytischen Methode kennen, wie etwa das grundsätzliche Ausschließen von körperlichen Berührungen in der Therapiesitzung, ohne sie deshalb kritisieren zu müssen.

Wie naiv erscheint mir rückblickend die Kritik an der Psychoanalyse vieler Reichianer und Gestalttherapeuten aus den 60er und 70er Jahren. Sie haben darüber einfach zu wenig gewusst – und das Wenige aus zweiter Hand.

Es war Ende der 70er Jahre, als in Europa ein Umdenken begann. Neben der Suche nach anderen körperorientierten Zugängen zum Patienten als den Angriff auf den Muskelpanzer begannen in den 80er Jahren die verschiedenen Körpertherapie-, jetzt Körperpsychotherapieschulen, sich ihrer Wurzeln zu besinnen und setzten sich mit der Tiefenpsychologie auseinander. Der Konflikt der Väter – Reich, Perls und Freud – war nicht unser eigener Konflikt. Wir hatten ihn nur stellvertretend weitergeführt. Es wurde Zeit, sich die gemeinsamen Wurzeln anzusehen, aus denen die Gestalttherapie und die reichianische Therapie hervorgegangen waren. Es wurden zum Beispiel in der Gestalt weiterhin psychoanalytische Folien verwendet, ohne diese als solche zu deklarieren.

Viereinhalb Jahre lang war ich Präsident der Europäischen Assoziation für Körperpsychotherapie und konnte durch meine Kontakte vielerorts in Europa diese Veränderung vorfinden. Diese Bewegung kann heute als Mainstream innerhalb der europäischen Körperpsychotherapiebewegung angesehen werden.

Ich selbst begab mich auf die Suche nach einer körperorientierten Technik, die nicht Stress als Methode einsetzt und dennoch an die tiefen Emotionen heranführt.

6. Die Gelenksarbeit, allgemeiner Teil

Meine früheren Erfahrungen auf dem Gebiet der Manualtherapie an der neuroorthopädischen Ambulanz der Neurologischen Universitätsklinik Wien führten mich zurück an die Arbeit mit den Gelenken.

Für Reich war es der chronisch angespannte Muskel, der die Erinnerung gespeichert hatte, und deshalb arbeitete er mit seinen Händen an der quer gestreiften Skelettmuskulatur. Nun ist das dem Muskel entsprechende segmentale Gelenk in der Regel blockiert oder in seiner Bewegung eingeschränkt. Ich glaube sogar, dass Reich indirekt über die Muskulatur an den Gelenken arbeitete. Natürlich bilden Muskel und Gelenk segmental[19] eine Funktionseinheit. Es gibt eine Erklärung dafür, wieso die Arbeit am Gelenk tiefe, unterdrückte Gefühle, die im Organismus gespeichert sind, auslösen kann.

Vom Gelenk läuft ein Reflexbogen zum Rückenmark und zwecks Rückkoppelung wieder zurück, die so genannte Gammaschleife. Es gibt jedoch auch einen zentralen zweiten Teil dieser Gammaschleife, der vom Rückenmark zur Formatio retikularis und zum limbischen System führt, welches wir als Sitz der Emotionen kennen.

Bezüglich neurologischer Details sei auf das Kapitel 7 „Neurophysiologische Grundlagen der Gelenksarbeit" hingewiesen.

Ich arbeite meist im Liegen, die Knie hat der Patient in der Regel aufgestellt. Einerseits, damit der Bauch entspannt ist, zweitens, damit Muskelentladungen im Oberschenkel leichter in Gang kommen können, und drittens, damit der Patient mit seinen Fußsohlen Kontakt zur Unterlage hat. Wir nennen diesen Kontakt Erdung, die ein Gefühl der Sicherheit gibt. Am Ende der Sitzung erfolgt langsames Aufsetzen, die Überprüfung dieser neuen Empfindung und die Nachbesprechung des Erlebten. Im Sitzen und Stehen arbeite ich, wenn es darum geht, dass der Patient Wut ausdrücken will. Wie ein Käfer auf den Rücken liegend ist dies nicht optimal möglich.

Dazu eignet sich zum Beispiel gut die Position, wie sie Jerome Liss (1995) entwickelt hat: Patient und Therapeut stehen sich gegenüber und drücken mit den Händen gegeneinander. Das heißt, der Therapeut bietet in dieser Position dem Klienten an, mit den Handflächen die seinen zu berühren, was meist den Impuls zum Drücken her-

---

19   Aber nicht nur segmental – siehe zum Beispiel die Beziehung des Ellenbogengelenkes zum Zwerchfell.

vorruft. Wenn der Therapeut zentriert ist und aus dem Becken heraus drückt, kann er auch kräftigen Patienten die Möglichkeit geben, ihrer Wut durch diese Technik Ausdruck zu verleihen.

Im Stehen arbeite ich auch dann, wenn der Patient ungewollt durch das Hinlegen in eine tiefe Regression hineinrutscht und Probleme damit hat, wieder herauszukommen, so wie das bei weichen Charaktertypen oft zu beobachten ist. Wenn wir stehen, erinnert der Körper mehr an das Erwachsensein. Zumindest fühlen wir uns unbewusst älter als ein Jahr, jenes Alter, in dem wir Stehen gelernt haben.

Die Patienten liegen bei mir auf einem elektrisch höhenverstellbaren, sehr breiten Massagetisch mit Rollen, die auch blockierbar sind. Damit ist es mir möglich, die Liege im Raum zu bewegen, zum Beispiel um auf die andere Seite des Patienten zu gelangen. Hinter dem Kopfende der Liege ist genug Raum frei, damit ich mit meinem Sessel dorthin rollen kann, wenn ich am Kopf arbeiten will. Die Höhenverstellbarkeit ist praktisch, da ich bei rein verbaler Arbeit den Patienten etwas niedriger senken kann. Bei körpertherapeutischen Interventionen stelle ich mir die Liege so, dass ich bequem zum Körper Kontakt aufnehmen kann. Am Ende der Sitzung, beim Aufsetzen ist es wichtig, dass der Patient mit den Füßen den Boden berühren kann, um deutlich das Gefühl der Erdung zu bekommen.

Früher arbeitete ich auf einer Matte am Boden, heute ist es für mich bequemer, mit dem beschriebenen Setting zu arbeiten.

Warum sitze ich an der rechten Seite des Patienten? Der emotionale Zugang wäre doch leichter von der linken Seite, rechts provoziere ich doch eher Abwehr?

Erstens bin ich Rechtshänder und kann daher so besser arbeiten. Zweitens blickt der Patient, wenn er mich anschaut, nach rechts unten. Aus den Beobachtungen von Richard Bandler und John Grinder (Bandler und Grinder 2001) wissen wir, dass diese Augenstellung das kinästhetische System, also die Körperempfindung stimuliert, so wie der Blick nach oben das optische und der Blick zur Seite das akustische Repräsentationssystem stimulieren.

Zum allgemeinen Teil der Gelenksarbeit

Die Arbeit am Gelenk bedeutet, dass durch den Therapeuten langsame, feine Bewegungen in dem Gelenk ausgeführt werden. Der Therapeut beobachtet gemeinsam mit dem Patienten, wann ein Widerstand in der Bewegung eintritt oder Stopps entstehen. Diese sind möglicherweise so fein, dass sie bei einer rascheren Bewegung übersehen werden können. Das Auffinden dieser Widerstände oder feinen Gelenksblockierungen ist das Ziel unserer Suche. Der Patient bleibt in seiner Bewegung zunächst passiv, gemeinsam mit dem Therapeuten beobachtend und empfindend.

Die schönste Definition des Begriffes Widerstand stammt für mich von Ingeborg Hildebrandt, einer Lehrtherapeutin unseres Institutes, die den Widerstand mit einer roten Boje vergleicht, die in den Wellen schaukelt. Diese Boje ist am Grund fixiert, das heißt, es hängt unten etwas dran. Das, was unten dranhängt, ist das Material, welches wir suchen. Die Boje ist rot, um nicht übersehen zu werden.

Falls der Patient den Widerstand nicht selbst bemerkt, verharren wir an dieser Stelle in der Bewegung, aber nicht zu lange, gehen weg und kehren wieder an diese Stelle zurück. Falls wir etwas Druck, wenn auch nur leicht, in dieser Position auf das Gelenk ausüben, sollten wir uns bewusst sein, dass wir damit bioelektrisch aufladen.

Diese Methode, nämlich nicht zu lange in einer Position oder bei einem Thema stehen zu bleiben, sondern weiterzugehen und wieder zurückzukommen, habe ich entwickelt, um einerseits den Patienten nicht zu überfordern – er könnte abspalten –, andererseits, um nicht bei den körperlichen Interventionen ein Adaptationsphänomen zu erzeugen. Wenn wir an einer Rose riechen, können wir nach kurzer Zeit den Geruch nicht mehr wahrnehmen, weil es zur Adaptation gekommen ist. Wir müssen für eine Zeit weggehen und wiederkommen, um den Geruch neuerlich wahrnehmen zu können.

Dieses verbale oder manuelle Berühren, das Weitergehen und das neuerliche Zurückkommen zum Thema beziehungsweise an den Ort der Spannung in einem Gelenk erinnert an tibetanische Gebetsmühlen. Als Symbol für ein Gebet wird ein Metallzylinder durch eine Handbewegung zum Rotieren gebracht. Der tibetanische Mönch geht weiter und dreht den nächsten Zylinder, von denen eine ganze Reihe nacheinander aufgestellt sind. Bevor der erste Zylinder zum Stillstand kommt, ist der Mönch wieder bei ihm und gibt ihm mit seiner Hand einen neuerlichen Impuls, damit er sich weiterdreht.

Es besteht keine Gefahr, dass das Thema inzwischen verloren geht. Ich verweise hier auch auf die Beschreibung von Will Davis (Davis 1990) über die stufenweise Aufladung bei weichen Charakterstrukturen (soft structures) – also etwas Aufladung, Pause, dann wieder etwas Aufladung. Es entsteht eine treppenartige Kurve der Aufladung. Die erreichte Aufladung geht nicht verloren, sondern bleibt als eine Stufe erhalten.

Zwischen meinen Interventionen am Gelenk frage ich immer wieder den Patienten, ob eine Intention zu einem Bewegungsimpuls spürbar ist. Falls dies zutrifft, ermutige ich ihn, diese Bewegung zunächst zu verbalisieren, damit ich nicht unvorbereitet auf einen aggressiven Impuls stoße, und fordere ihn dann auf, diesem zu folgen. Falls er den Bewegungsimpuls nicht spürt, dieser für mich aber offensichtlich ist, rege ich an, probeweise eine von mir vorgeschlagene Bewegung durchzuführen, zum Beispiel meine Hand stark zu drücken oder gegen den Widerstand meines Armes zu drücken. Falls dies mit dem eigenen Bewegungsimpuls übereinstimmt, wird die Bewegung automatisch stärker, die Atemfrequenz nimmt zu und die Bewegung wird von selbst weitergeführt. Es ist wie in der Gestalttherapie. Wenn der Patient keine Ahnung von den Gefühlen hat, die gerade vorhanden sind, und für mich das Thema aufgrund seiner Haltung, Mimik, Gestik und Tonlage offensichtlich ist, kann ich ihm vorschlagen, spielerisch in eine Rolle zu schlüpfen, zum Beispiel in die Rolle des Bösen, Trotzigen oder Verletzten, ohne dass diese Gefühle im Augenblick als die eigenen wahrgenommen werden. Falls sie jedoch mit den verdrängten oder abgespaltenen Gefühlen in ihm übereinstimmen, wird aus dem Spiel plötzlich Ernst und er wird wirklich zornig, böse, trotzig usw.

In den Bewegungswiderständen innerhalb der passiven Bewegungen in den Gelenken sind Erinnerungen an Themen, letztlich auch an früheste Traumata gespeichert. Wir verwenden die Körperarbeit, um an diese Themen heranzukommen und um sie dann verbal durchzuarbeiten.

Das Handgelenk

Meistens beginne ich mit der rechten Hand des Patienten und dem Handgelenk. Dies sind passive Bewegungen des Streckens und Beugens im Handgelenk, aber auch Seitwärtsneigungen nach beiden Seiten. Eine Mobilisation kann auch durch ein Auseinanderziehen und ein Zusammendrücken des Gelenkspaltes herbeigeführt werden.

David Boadella (Boadella 1991) hat darauf hingewiesen, dass das Handgelenk sich auf das Halssegment und den Nacken bezieht, der Ellenbogen auf das Zwerchfell und die Schulter auf das Becken.

Handgelenksblockierungen finden sich oft bei frühen Störungen, die in der Tiefe der Nackenmuskulatur, am Schädelansatz deutliche Spannungen haben. Diese Handgelenksblockierungen verhindern das Strömen in die Peripherie. Die Hände und Finger sind kalt. Die Energie wird im Körperinneren festgehalten.

Das Ellenbogengelenk

Das Ellenbogengelenk wird in seiner Hauptbewegungsrichtung, dem Beugen und Strecken des Unterarmes, bewegt. Auch die Rotation der Speiche um die Elle ist eine Funktion dieses Gelenkes. Jeder kleinste Anflug von Angst macht sich in einem deutlichen Widerstand der Bewegung im Ellenbogen bemerkbar. Leichte, sanfte Bewegungen, die aber nicht über den Punkt des Widerstandes hinausgehen, lösen diese Anspannung und den Angstpegel. Da es sich hier nicht um eine Aufladung im Sinne der Spannungsladungsformel[20] handelt, erfolgt die Ableitung der blockierten, angestauten Energie in diesem Falle nicht muskulär über ein Zittern, sondern meist akustisch gut wahrnehmbar in der Form der von Gerda Boyesen so genannten Psychoperistaltik.

Das Schultergelenk

Das Schultergelenk korreliert mit dem Becken und den dort festgehaltenen Gefühlen von Aggression und Sexualität.

Die Bewegung ist eine Rotationsbewegung in der Schulter bei abgewinkeltem Unterarm. Da das Schultergelenk ein Kugelgelenk ist, kann es auch durch das Heben des Armes nach vorne oder seitlich stimuliert werden. Aus der Orthopädie wissen wir, dass bei einer Irritation der Schultergelenkskapsel als Erste die Rotationsbewegung eingeschränkt ist. Es ist zu empfehlen, bei der Suche nach Bewegungseinschränkungen die Rotation in verschiedenen Ebenen des angehobenen Armes zu testen.

Bei dieser Gelegenheit möchte ich auf die praktische Nutzung der Berührung am Arm hinweisen. Natürlich ist Berührung auf bloßer Haut wirksamer als durch einen Stoff hindurch.

Arbeit am nackten Körper?

Am Beginn der reichianischen Therapie arbeiteten praktisch alle Schulen am nackten Körper. Das Ausziehen des Patienten vor dem Therapeuten oder vor der Gruppe bedeutete natürlich eine massive Überschreitung der Schamgrenze und der Intimsphäre. Begründet wurde die Nacktheit mit der Befreiungsidee von sexueller Repression und durch den starken Einfluss auf die Dynamik der Arbeit. Das Ausziehen hatte den Patienten so stark aufgeladen, dass selbst minimale therapeutische Interventionen zu massiven emotionalen Ausbrüchen führten. Die Patienten spalteten aber ihre Verletztheit und Scham ab. Besonders traumatisierend war es, wenn sie bereits in ihrer Kindheit sexuellen Missbrauch erlitten hatten.

Die Zustimmung der Patienten zum Ausziehen geschah in der Übertragungssituation. Heute arbeitet kaum mehr eine körperpsychotherapeutische Schule am nackten Körper.

Als Beispiel für ein Überspringen der Schamgrenze beim Ausziehen, ohne dass sich die Gefühle wirklich ändern, sei eine typische Alltagssituation beschrieben. Ein schamhaft erzogener Jugendlicher, der nie seine Eltern oder Geschwister nackt gesehen hat, gerät

---

20 Die Spannungsladungsformel wird im Kapitel 11 „Die Topographie der Berührung" ausführlich beschrieben.

in eine Situation, wo seine Freunde gemeinsam nackt baden gehen wollen. Er überspringt seine Schamgrenze, streift seine Kleider ab und hat sich scheinbar von seiner Scham befreit. In Wahrheit hat er sein Schamgefühl nur unterdrückt, es nicht aufgelöst. Er ist jetzt keineswegs frei von Scham bezüglich seiner Nacktheit.

Die Situation erinnert mich an die merkwürdigen Regeln, die es in den 20er Jahren in den ersten FKK-Vereinen in Wien gab. Berührungen untereinander oder gar Küssen waren streng verpönt. Von natürlicher Nacktheit und natürlicher Sexualität war keine Rede. Der Befreiungsversuch von bürgerlicher Prüderie war im Kopf als politisches Programm entstanden. Die Bedeutung der Gefühle, vor allem der unbewussten und verdrängten, wurde noch nicht verstanden.

Wenn wir am Beginn lediglich den Unterarm oder die Hand des Patienten berühren, so ist dies in der Regel akzeptabel und kein gewaltsames Eindringen in seine Intimsphäre, da es unseren Alltagsgepflogenheiten entspricht.

Die Gelenke der Halswirbelsäule

Der Patient liegt auf dem Rücken und wir nehmen seinen Hinterkopf in beide Hände. Diese Technik wenden wir nicht an, wenn wir wissen, dass der Patient ein Schleudertrauma der Halswirbelsäule erlitten hat[21].

Wir beginnen mit einer sanften und leichten Bewegung, indem wir den Kopf anheben. Symbolisch bedeutet diese Geste ein Ja. Ein Nein wird durch ein Strecken der Halswirbelsäule und einem Drücken des Hinterhauptes nach hinten ausgedrückt. Bei jeder Bewegungseinschränkung halten wir wiederum inne, gehen ein wenig zurück, um wieder an den Punkt der Bewegungseinschränkung zurückzukommen. Wir besprechen mit dem Patienten seine Gefühle, sowohl körperlich als auch emotional, und fragen nach den auftauchenden Themen. Dieser Vorgang geschieht bei jeder Gelenksarbeit, ich werde ihn im weiteren Text nicht mehr wiederholen.

Das Ende der Bewegung findet an dem Punkt statt, wo der Patient seine Füße sehen kann. Nicht alle können den Kopf aber so weit nach vorne beugen. Wichtig ist es, den Augenblick wahrzunehmen, in dem der Patient beim Anheben des Kopfes erstmals seinen Genitalbereich sehen kann. Es kommt immer zu deutlichen Reaktionen in dieser Position des Kopfes, die besprochen und bearbeitet werden müssen.

Eine weitere Technik besteht darin, den Kopf, den wir in beiden Händen halten, sanft nach links und rechts zu drehen und auch hier auf etwaige Bewegungseinschränkungen zu achten.

---

21   Details im Kapitel über die Neurophysiologie der Gelenksarbeit.

Wenn wir den Kopf (etwa zehn Kilogramm schwer) längere Zeit hochhalten müssen, ermüden wir rasch. Es ist daher wichtig, den kurzen Hebel anzuwenden und unsere Ellenbogen bei diesen Bewegungen aufgestützt zu halten.

Das Hüftgelenk

Die Bewegung im Hüftgelenk ist der von mir bevorzugte Ansatz zur Stimulation des Beckensegmentes.

Auch das Hüftgelenk ist ein Kugelgelenk und Rotationen in alle Richtungen sind möglich. Wir beginnen bei unserer Arbeit mit einer Bewegung des Oberschenkels, die einer Ein- und Auswärtsbewegung entspricht. Es ist die Bewegung des Öffnens und Schließens der Knie. Meine Hände berühren die Knie und bewegen langsam die Beine zu- und auseinander. Selbst ein leichter Druck auf das Knie in Richtung Hüftgelenk bewirkt eine deutliche Aufladung. Ein Zug in die Gegenrichtung wird als lösend und entspannend empfunden.

In späteren Stadien ist es auch möglich, das Bein bei der Ferse und beim Knie zu halten und Rotationsbewegungen durchzuführen, wobei die Außenrotation durch das Eigengewicht des Beines beim langsamen Loslassen zustande kommt.

Sämtliche vorhandenen Repressionen sexueller und aggressiver Gefühle können durch diese Bewegungen ausgelöst werden.

Wenn der Patient den aggressiven Bewegungsimpuls verspürt, mit den Beinen zu treten, ist es nicht ratsam, ein Polster anzubieten, gegen das der Patient treten kann. Die Gewalt des Stoßes ist zu stark, um ihn als Therapeut parieren zu können. Entweder schlage ich vor, dass der Patient abwechselnd das eine und dann das andere Bein rasch – wie beim Laufen – auf der Stelle ausstreckt, oder ich empfehle im Praxisraum einen Schaumstoffwürfel zu haben, gegen den der Patient treten kann.

Mit so einem Schaumstoffwürfel lässt sich auch ein wichtiges Gefühl körperlich gut ausdrücken: das der Ambivalenz. Der Patient hält mich mit seinen Armen fest (Sehnsucht) und stößt gleichzeitig mit den Füßen fest gegen den Schaumstoff (Wut).

Da also beide Gefühle, Sexualität und Wut, im Beckensegment blockiert sein können, geschieht es nicht selten, dass ein Patient darüber berichtet, dass er während des Liebesaktes, wenn er sich im Stadium des Loslassens und der automatischen Bewegungen befindet, plötzlich von aggressiven Gefühlen überschwemmt wird. Diese beziehen sich nicht auf die gegenwärtige Situation, sondern stammen aus unterdrückten Gefühlen, die durch frühere Traumatisierungen entstanden sind. Für den Patienten und seine

Sexualpartnerin, wenn beide nicht mit der unbewussten Dynamik vertraut sind, kann das ein ganz gehöriger Schock sein.

Kniegelenk

Die Kniegelenke werden bei den Bewegungen des Hüftgelenkes mit stimuliert. Oft genügt schon ein leichtes Halten beider Knie, um starke Emotionen auszulösen. Die Knie und die Füße sind ja in der sexuellen Phantasie stark besetzt. Die analytische Theorie sagt dazu, dass der neugierige Blick des Kindes auf das Sexualorgan bestraft wird, daher senkt es die Augen und fixiert die Knie und Füße. Fuß- und Schuhfetischismus als sexuelle Perversion finden hier ihre Erklärung. In der heutigen Schuhmode kommen stark männlich sadistische Ideen zur Ausführung. Durch das Tragen extrem hoher Absätze und spitzer Schuhe kommt es mit der Zeit zur Fehlstellung der großen Zehe, dem so genannten Hallux valgus. Die hohen Absätze zwingen die Frau, den Popo nach rückwärts und die Brust nach vorne zu strecken (Pin-up-Girl-Position). Gleichzeitig bekommt die Frau durch Stöckelschuhe einen unsicheren Gang, kann nicht gut davonlaufen und wirkt hilflos, was dem Mann ein Überlegenheitsgefühl gibt. Auf die Spitze getrieben wurde diese Idee im alten China, wo man absichtlich den Frauen im Namen der Schönheit die Füße verkrüppelt hat, damit sie auch klein und zierlich wirkten, die Frauen aber kaum darauf gehen konnten.

Das Sprunggelenk behandle ich durch Berührung und Halten, wie oben erwähnt, zum Zwecke der Entspannung.

7. Die Gelenksarbeit, spezieller Teil: Neurophysiologische Grundlagen

D iese detaillierte Darstellung beinhaltet die wissenschaftliche Erklärung für die Wirksamkeit der Gelenksarbeit im Rahmen der Emotionalen Reintegration.

Keine mir bekannte körperpsychotherapeutische Schule legt den Schwerpunkt ihres Körperansatzes auf die Gelenksarbeit. Wohl gibt es einzelne Ansätze und auch Beobachtungen über Zusammenhänge zwischen Gelenken und anderen Organsystemen bei anderen Schulen, es fehlt jedoch der systematische Ansatz unter Einbeziehung der Neurophysiologie, wie zum Beispiel die Beschreibung der Funktion der A-Beta-Fasern von Mechanorezeptoren zum Hinterhorn als Leiter von spinalen Neuronen und das Verständnis der Biokybernetik, wie dem Reaferenzprinzip[22] und dem Divergenzprinzip[23].

Der Zusammenhang zwischen Gelenk und Psyche

Frühe Beobachtungen über starke emotionale Reaktionen nach manualtherapeutischen Deblockierungen von Gelenken lenkten meine Aufmerksamkeit auf den Zusammenhang zwischen Gelenk und Psyche. Das Rezidiv nach erfolgreichen manualtherapeutischen Behandlungen führte zu weiteren Untersuchungen über die Ursachen der Gelenksblockierungen. Die orthopädischen Kollegen versuchten den Fehlhaltungen der Wirbelsäule, die sie als Ursache feststellten, durch Rehabilitation zu begegnen. Mein Interesse hingegen lag in der Erforschung der psychischen Zusammenhänge.

Sie führten mich zu Wilhelm Reichs Entdeckung der chronischen segmentalen Muskelanspannung aufgrund von unterdrückten Emotionen. Dieser von Reich so genannte Muskelpanzer führte zu der daraus folgenden Fehlfunktion der Gelenke, ihrer mechanischen Überbeanspruchung und der Bandscheibe im Bewegungssegment.

---

22 Das Reaferenzprinzip nach Holst und Mittenstaedt (1956): Erst die Rückmeldung des Erfolges an das Steuerzentrum bestimmt den Verlauf der weiteren Leistung.

23 Divergenzprinzip: Eintreffende Reize werden stets über mehrere Bahnen und Schaltebenen geleitet, gefiltert, gespeichert oder verstärkt wirksam.

Ein zusätzlicher unspezifischer Reiz, wie Abkühlung (Reiz über die segmentalen Thermorezeptoren), eine „falsche" Bewegung (Reiz über die Nozizeptoren im Gelenk), oder eine akute emotionale Belastung (Reiz über die absteigenden Bahnen der Formatio reticularis und das Limbische System) führte zur segmentalen Blockierung im Gelenk. Das heißt, dass labilisierte Systeme überschießend auf Zusatzreize reagieren (Tilscher und Eder 1989).

Als Möglichkeiten der Schmerzbeeinflussung, hervorgerufen durch Gelenksblockierungen, sind neben einer medikamentösen Behandlung, Wärme- oder Kältebehandlung (Kryotherapie) und die Manualtherapie bekannt. Für mich kam die Auslösung starker Emotionen durch den körperorientierten psychotherapeutischen Zugang hinzu, der selbstregulativ zur Deblockierung führen kann.

Es ist wichtig festzuhalten, dass die Muskulatur und das Gelenk eine untrennbare Funktionseinheit bilden (Tilscher und Eder 1990, S. 39ff).

Wilhelm Reich war auf die festgehaltenen Emotionen in der angespannten Skelettmuskulatur gestoßen. Ist doch das Muskelsystem quantitativ das größte System des Körpers, funktionell gesehen Ursprung der meisten sensorischen Afferenzen, Haupteffektor aller sensomotorischen Abläufe und hat damit über die zentrale Vernetzung wesentlichen Einfluss auf das emotionale Zustandsbild.

Statik und Dynamik der Muskulatur werden durch das so genannte Gammasystem gesteuert. Dieses wird in einen peripheren Teil, die Gammaschleife, und in eine zentrale Steuerung, nämlich die Formatio retikularis und das Limbische System eingeteilt.

Allein aus diesen neurophysiologischen Tatsachen ist es verständlich, warum emotionale Faktoren einen wesentlichen Einfluss auf die muskuläre Grundspannung, die Körperhaltung und den Bewegungsausdruck besitzen. Umgekehrt können wir natürlich über Einflussnahme auf die Gelenks- und Muskelspannung, die Körperhaltung und den Bewegungsausdruck das Limbische System, also das Zentrum für Emotionen, beeinflussen.

Nicht unerwähnt seien an dieser Stelle auch die Nervenfasern, die vom Palleostriatum zur Formatio reticularis und zum Limbischen System ziehen (Hassler 1964) – und somit die Verbindung zwischen Bewegungsautomatik und Gefühl bilden. Die unterschiedliche Muskeltätigkeit in den verschiedenen Stufen der Bewusstseinshelligkeit und in verschiedenen emotionalen Zuständen wird, soweit sie unbewusst ist, vom Pallidum gesteuert. Der Globus Pallidus ist für die individuelle Ausgestaltung der Psychomotorik verantwortlich, zum Beispiel der Körperhaltung (Langen 1968).

Ebenso sei hier schon auf die zentrale Bedeutung des Gelenks hingewiesen, als Mittler zwischen der seelischen Verfassung und der Gliederstellung, die ja die Körperhaltung bestimmt.

Wie können wir uns neurophysiologisch vorstellen, dass einerseits ein starkes emotionales Erlebnis eine Gelenksblockierung und damit starke Schmerzen hervorrufen und andererseits das Wiedererleben und Ausdrücken des Schmerzes selbstregulativ die Gelenksblockierung aufheben und die Schmerzen lösen kann – also ohne die klassische manualtherapeutische Intervention der Deblockierung?

Die Muskulatur als Steuerorgan von Statik und Dynamik wird von einem Regelkreis gesteuert, dem weiter oben erwähnten Gammasystem. Im Zentrum des Systems liegen die in der Muskulatur eingebetteten Muskelspindeln, die in sich noch einen wichtigen Sensor haben, den anulospiralen Rezeptor. Die Muskelspindeln registrieren, analog ihrer Dehnung, Längsänderungen der Muskeln und leiten sie über das Hinterhorn zu den großen Alphamotoneuronen des Vorderhorns weiter, von wo aus als Antwort ein Kontraktionsbefehl an die Muskulatur zurückläuft. Diese Antwort hebt die Längsdehnung wieder auf und beruhigt die Muskelspindel.

Es gibt auch eine Sicherung dieses Systems – die Spannungsrezeptoren in den Sehnen (Sehnenkörperchen). Diese feuern erst, wenn der Muskel übermäßig gespannt wird. Ihre Reizschwelle liegt über der der Muskelspindeln und sorgt für einen schützenden Spannungsabbau indem ihre Afferenzen die Alphamotorneurone hemmen. Dieser letztgenannte Mechanismus sei deshalb erwähnt, weil er bei rasch intendierten, aktiven und passiven Bewegungen wirksam wird.

Diese neurophysiologischen Grundlagen wären auch ein Erklärungsmodell für die gezielten Angriffe auf Gelenke, wie sie in der japanischen Kampfkunst Aikido gelehrt werden. Dort wird der Angriff auf das Gelenk sowohl für Immobilisationstechniken verwendet wie auch dazu, die Gewalt des Angriffes durch eine zirkuläre Richtungsbeeinflussung unter Benützung der Angriffsgeschwindigkeit gegen den Angreifer selbst zu führen. Dabei werden sowohl die später zu besprechenden Haltungs- und Stellreflexe beeinflusst als auch über das Gelenk eine psychische Immobilisation des Angreifers herbeigeführt (Nocquet 1988, S. 31 und 41).

Zur Physiologie der Muskulatur

Da es für die verschiedenen Erfordernisse nicht sinnvoll sein kann, dass ein Muskel immer dieselbe Ausgangsspannung besitzt, wird eine entsprechende Anpassung zum Beispiel an den Schlafzustand, an eine Höchstleistung oder an den Zustand angstvoller Erwartung dadurch erzeugt, dass die Muskelspindel selbst wieder in ihrer Ansprechbarkeit verändert werden kann.

Dies geschieht durch die Zwischenschaltung des genannten anulospiralen Rezeptors, der zwischen zwei Muskelbündeln gespannt ist und die Spindel gegenüber Dehnungsreizen je nach Vorgabe mehr oder weniger empfindlich macht. Diese Muskelbündel (intrafusale Fasern) werden durch Efferenzen der Gammamotoneurone im Vorderhorn gesteuert. Dieses Zusammenspiel zwischen Spindelafferenzen und Spannungsvorgabe passt erst den Muskel optimal an die jeweiligen Erfordernisse an. Die Gammamotoneurone selbst wieder unterliegen dem Einfluss von Zwischenneuronen, die über Dehnungsreize aus der Peripherie gehemmt werden können. Dies ist ein Erklärungsmodell für die Anwendung der langsamen und passiven Gelenksbewegungen unserer Methode.

Das Gelenk als Fühlerorgan der Körperwahrnehmung besitzt neben den so genannten Nozizeptoren zur Schadensmeldung reichlich spezialisierte sensorische Elemente. Zwei Rezeptortypen (Mechano- oder Propriorezeptoren) herrschen vor: solche mit schneller Anpassung, die sofort auf Dehnungsreize ansprechen und die Winkelveränderungen der Gelenke erfassen, und langsam adaptierende Rezeptoren, die die jeweils eingenommene Gelenkseinstellung des Gelenkes signalisieren.

Die Gesamtheit der Ruhe und Bewegungsfrequenzen, das so genannte Afferenzmuster, wird zentral verrechnet und wirkt mitbestimmend auf die ununterbrochen kontrollierte und adaptierte Eigenempfindung (Propriozeption) des Körpers.

Langsam intendierte Bewegungen in Gelenken, welche die Mechanorezeptoren in den Gelenken reizen, beeinflussen die Kontrollmechanismen, die eine bestimmte Muskelspannung aufrechterhalten.

Im Detail können wir uns diese Einflussnahme folgendermaßen vorstellen:

Afferenzen von Nozizeptoren (A-Delta-Fasern und C-Fasern) erregen über Synapsen Rückenmarkneurone, Verbindungsglieder zu sympathischen und motorischen Reflexen sowie zu den aufsteigenden Bahnen des Vorderseitenstranges.

Diese Rückenmarkneurone können gehemmt werden von:

1.) spinalen Neuronen. Diese werden beeinflusst von den Afferenzen der Mechanorezeptoren, die über A-Betafasern ins Hinterhorn ziehen und – bevor sie im Hinterstrang zentralwärts ziehen – auf ein Zwischenneuron Einfluss haben. Dieses beeinflusst über Vorderhornzellen die motorischen (die erwähnte Gammaschleife), aber auch die sympathischen Schmerzreflexe.

2.) den bereits vorher erwähnten absteigenden Bahnen vom Hirnstamm (Formatio reticulris), die wieder ihrerseits mit dem Limbischen System in Verbindung stehen.

Daher kann über starke Affekte eine Entspannung in der Gammaschleife und eine Schmerzhemmung in der Peripherie (im Bewegungssegment) entstehen. Das Gelenk wird freigegeben und bei der nächsten Spontanbewegung erfolgt eine selbstregulative Deblockierung.

Umgekehrt kann aber auch, wie bereits beschrieben, über Reizung von Propriorezeptoren in der Gelenkkapsel das Gammasystem auch in seinem zentralen Anteil stimuliert werden.

Da wir wissen, dass Muskel- und Gelenksanspannungen zur Unterdrückung von Gefühlen verwendet werden, ist es verständlich, dass langsame, passiv durchgeführte Bewegungen, wie wir sie an den Gelenken anwenden, die unterdrückten und kontrollierten Gefühle zum Ausbruch bringen können.

Die Skelettmuskulatur kann in zwei Gruppen unterteilt werden. Diese funktionelle Unterteilung in tonisch reagierende und phasisch reagierende Muskeln scheint nicht nur für die Chirotherapie, die Orthopädie und die Neuroorthopädie, sondern auch für die Körperpsychotherapie wichtig zu sein.

Diejenigen Muskelpartien, die überwiegend stützende, haltungsbestimmende Aufgaben erfüllen, werden als posturale oder tonische Muskeln bezeichnet. Dies sind zum Beispiel der sternale Anteil des Pectoralis major, der obere Trapeziusanteil, Flexoren der Hand, der Iliopsoas, der Rectus femoris oder die kurzen Adduktoren des Oberschenkels.

Ich habe hier bewusst die Muskeln aufgezählt, die durch langsame Bewegungen in den großen Gelenken stimuliert werden können. Diese Muskeln ermüden langsam, aktivieren leicht und neigen zur Verkürzung.

Die Muskeln, die gezielte rasche Bewegungen ausführen sollen, werden phasische Muskeln genannt, z.B. die kleine Hand- und Fußmuskulatur: Sie ermüden rasch, aktivieren langsam und neigen zur Abschwächung.

Anhaltende und das Muskelsystem schädigende Zustände, wie etwa Muskelblockierungen im Sinne Reichs, betreffen die tonische Muskulatur. Interessant ist es auch zu wissen, dass die Antagonisten dieser Muskeln dann zur Abschwächung neigen.

Zur Gelenksarbeit mit den so genannten „soft structures"

Bei den „soft structures" erscheint die Körperoberfläche weich, die Muskelanspannungen liegen in der Tiefe nahe der Wirbelsäule und an der Schädelbasis. Durch den sanften Druck auf das Gelenk und/oder die langsame passive Bewegung kommt es zu spezifischen Reizen im Bereiche des Gammasystems, die zum Nachgeben der in der Tiefe liegenden Muskelspannung führen. Wie oben erläutert, geschieht dies über

Reizung der Propriorezeptoren in der Gelenkkapsel und Einflussnahme auf das Gammasystem mit seinem peripheren und zentralen Anteil.

Eine starke Stimulation der Gelenke, wie in der Arbeit mit harten Strukturen, bewirkt nach dem Modell der reichschen Spannungsladungsformel (Reich 1969) zunächst Aufladung.

Nach dem Kippen in die Entladung erfolgt nicht nur die bekannte muskuläre Reaktion des Zitterns und dann idealerweise des rhythmischen Pulsierens im Bereich des ganzen Körpers mit dem subjektiven Gefühl des Strömens, sondern auch immer eine mehr oder minder starke emotionale Reaktion. Die Stärke dieser Entladung hängt mit der Atmungsfrequenz und der Atmungsintensität zusammen.

Bei sehr flacher Atmung, besonders im oberen Thoraxbereich, würde eine sanfte Gelenksberührung beruhigenden Charakter haben und die langsamen, passiven Bewegungen der Extremität den Effekt der Entspannung, also eine andere Wirkung als die der Aufladung und die darauf folgende Entladung des Organismus.

Jede aktive und passive rasche Bewegung stimuliert über beschriebene Bahnen des Gammasystems die Formatio reticularis und bewirkt damit eine so genannte arousal reaction. Dies ist eine Aufhellung des Bewusstseins, verbunden mit einer Tonisierung der Muskulatur, Anhebung des Pulsschlages und des Blutdruckes, Erweiterung der Pupille und damit des Sehfeldes, Kontraktion der Blutgefäße an der Körperoberfläche, Sammeln des Blutvolumens im Bauch und damit Vermittlung des Gefühles der Zentriertheit.

Interessant sind die Beobachtungen, die David Boadella in seinem Buch über die Biosynthese berichtet hat: nämlich die Zusammenhänge zwischen Handgelenk und Halssegment, Ellenbogengelenk und Zwerchfell, beziehungsweise Schultergelenk und Beckensegment. Ich kann aus eigener Erfahrung diese Beobachtungen über die beschriebenen Zusammenhänge bestätigen.

Die Kopfgelenke

Abschließend sei noch etwas zu einem für unsere Zwecke wichtigen Gelenk des Körpers gesagt, den Kopfgelenken (Occiput/Atlas). Diesen Gelenken kommt eine Sonderstellung zu.

Die in den Gelenkkapseln der Kopfgelenke sitzenden Propriorezeptoren wirken nicht wie in den anderen Gelenken nur segmental auf die Gammaschleife, sondern es besteht eine Regulationsdominanz über sämtliche Gelenke des Körpers. Dies zeigt sich unter anderem dadurch, dass eine freie und harmonische Bewegung des Achsenorgans nur möglich ist, wenn keine Störung der Beweglichkeit der Kopfgelenke vorliegt. Ebenso wird der Tonus des ganzen Muskelsystems beeinflusst. Aus dem Rezeptorenfeld der Kopfgelenke ziehen Verbindungen zu vegetativen Zentren, den Abduzenskernen. Die Kopfgelenke haben eine Stellung als peripheres Gleichgewichtsorgan.

Welche Bedeutung haben nun die Kopfgelenke in der Körperpsychotherapie?

Durch langsame, vorsichtige Beugung der Halswirbelsäule (HWS) und noch mehr bei der passiven Drehung des Kopfes zur Seite werden die Kopfgelenke angesprochen. Wir registrieren sorgfältig kleine Widerstände im Bewegungsablauf, verharren dort in unserer Bewegung, um erst weiterzugehen, wenn der Klient bewusst den Zusammenhang zwischen dem Stopp und der gesamtkörperlichen Reaktion wahrgenommen hat. Ebenso geht es dabei um die Wahrnehmung der emotionalen Reaktion und der ausgelösten inneren Bilder oder der Engramme im akustischen Repräsentationssystem.

Mit diesen Techniken können wir mittels Arbeit an den Kopfgelenken Kontakt zu allen anderen Gelenken des Körper aufnehmen. Wir bekommen einen Eindruck vom Gesamttonus der Muskulatur. Daher eignet sich die Arbeit an den Kopfgelenken in der Körperpsychotherapie zum diagnostischen Überblick am Beginn der Therapie, zur gezielten Unterstützung des Loslassens, also auch bei Beruhigungsstrategien, beziehungsweise zur präzisen Arbeit an der körperlichen Manifestation des Widerstandes.

Gewarnt sei an dieser Stelle vor unsensiblen Manipulationen an der Halswirbelsäule. Die komplexen topographisch-anatomischen Zusammenhänge zwischen der Arteria vertebralis und den Durchtrittslöchern in den Querfortsätzen der Halswirbelkörper erlauben es nicht, stärkere Dreh- und Zugbewegungen durchzuführen. Vor allem bei der Retroflexion kann es zu subjektiv unangenehmen Sensationen, z.B. einem Schwindelgefühl kommen. Dies ist als ein Alarmsignal anzusehen, dass es vorübergehend zu einer Durchblutungsstörung im Bereich der hinteren Kopfschlagadern gekommen ist. Sorgfältige Kenntnis der Gefäßpathologie und der Gefäßversorgung der hinteren Schädelgrube mit den lebenswichtigen vegetativen Zentren des Hirnstammes, wie wir sie in unserer Ausbildung lehren, sind Voraussetzung für diese Arbeit.

8. Das Setting

Empathie

Die Körperpsychotherapie geschieht im geschützten Rahmen der therapeutischen Beziehung. Das Ziel ist es, verdrängte und abgespaltene Erinnerungen an Traumata und die dazugehörigen Gefühle bewusst werden zu lassen und sie im therapeutischen Kontext des Vertrauens, des Schutzes und der Unterstützung neu erleben zu können. Die Fähigkeit des Therapeuten besteht darin, empathisch zu sein.

Der Begriff Empathie stammt von Carl Rogers (Rogers 1987, S. 37). Empathisch zu sein bedeutet nach Rogers „... den inneren Bezugsrahmen des anderen möglichst exakt wahrzunehmen, gerade so, wie wenn man die andere Person wäre, jedoch ohne jemals die ‚Als-ob-Position aufzugeben, ... zeitweilig das Leben dieser anderen Person zu leben". Nach meiner verkürzten Definition ist Empathie eine zeitweilige und partielle Identifikation mit dem Patienten. Zeitweilig, weil die Aufmerksamkeit des Therapeuten zwischen ihm und dem Patienten hin- und herpendeln muss (Wahrnehmung der Übertragung und Gegenübertragung). Partiell, denn sonst würde es zu einer Konfluenz mit dem Patienten kommen, was wiederum Hilfe unmöglich macht.

Zentrierung

Der Therapeut ist zentriert, nimmt bewusst den Platz des Helfers ein, den der Patient ihm zugewiesen hat. Es ist dies ein besonderer Platz, aus dem der Therapeut heraus wirksam werden kann – und zwar nur innerhalb dieses Settings. Die gleichen Interventionen an einem Kaffeehaustisch hätten keine therapeutische Wirkung.

Durch die Zentrierung, die Wahrnehmung der eigenen Mitte und des eigenen Prozesses, ist es dem Therapeuten möglich, nicht in unreflektierte Gegenübertragungen zu verfallen. Diese Gegenübertragungen können aber auch diagnostisch verwendet werden. Ich denke an den Abwehrmechanismus der projektiven Identifikation von Melanie Klein (Klein 1992). Das Gefühl, das sich beim Therapeuten im Kontakt mit dem Klienten einstellt, ist das Gefühl, welches der Klient selbst in der traumatischen Situation seiner Kindheit empfunden hat. Die Zentrierung macht es uns auch möglich, das zu spüren, was wir nach Stanley Keleman (Keleman 1990) somatische Resonanz nennen. Wenn ich die Reaktionen meines Organismus gut kenne, kann ich unterscheiden, ob plötzlich auftretende Schmerzen in der Magengrube oder auftretende Spannungen im Kiefergelenk aus meinem Prozess heraus entstehen oder ob mein Organismus durch somatische Resonanz die Symptome des Patienten übernommen hat. Ich kann ihn dann direkt darauf ansprechen, ob er in einzelnen Körperregionen gerade bestimmte Empfindungen wahrnimmt. Es ist, wie wenn zwei Hohlkörper nebeneinander stehen, der eine zu tönen beginnt und der andere anfängt mitzuschwingen.

Projektionen

Die Arbeit kann nur im Kontakt zwischen dem Patienten und dem Therapeuten erfolgen. Dazwischen stehen die Projektionen, bei denen Elternanteile auf den Therapeuten übertragen werden. Die Psychoanalyse verwendet die Übertragung als Material für Deutungen. Das heißt, sie lässt eine Zeit lang die Übertragung wachsen, bevor sie gedeutet wird. Der Analytiker sitzt für den Patienten unsichtbar hinter seinem Rücken. Die Situation im konfrontativen Gegenübersitzen und bei der direkten Berührung in der Körperpsychotherapie ist völlig anders. Hier finden natürlich genauso Projektionen statt, werden aber ständig angesprochen und gedeutet. Es ist nicht das Ziel unserer Methode, eine Übertragungsneurose (Freud 1914s) entstehen zu lasen, um sie dann erst zu deuten.

Deutung

Die Deutung (Freud 1911) ist ein psychoanalytischer Begriff und bedeutet in der Behandlung eine Mitteilung gegenüber dem Patienten, um ihm die latente Bedeutung eines Wortes bewusst zu machen. Dies geschieht nach bestimmten Regeln, wie zum Beispiel dem Zeitpunkt, in dem die Deutung gegeben wird. Der richtige Augenblick ist wichtig, weil eine zu frühe Deutung nicht angenommen wird und der Widerstand an dieser Stelle dann noch stärker ist. Die Richtigkeit der Deutung garantiert also noch nicht, dass sie auch angenommen wird. Selbst erkannte Zusammenhänge brauchen die Zeit des wiederholten Durcharbeitens, um sie in ihren verschieden Variationen im Leben des Patienten neuerlich zu durchschauen und wiederzuerkennen.

Alice Miller (Miller 2000) beschreibt diesen Vorgang so: Zunächst kommt die Erkenntnis, dennoch hat sich das Verhalten noch nicht geändert. Dann ändert sich auch das Verhalten, aber es braucht Zeit, damit dieses neue Verhalten auch in Krisensituationen angewendet werden kann. Ich möchte hier auch den österreichischen Verhaltensforscher und Nobelpreisträger Konrad Lorenz zitieren, der gesagt hat: „Gehört ist nicht zugehört, zugehört ist nicht verstanden, verstanden ist nicht einverstanden, einverstanden ist nicht durchgeführt."

Dauer von Therapien

Beide Aussagen erklären, warum der Therapieprozess eine gewisse Zeit lang dauert. Es gibt keine Abkürzungen. Auch psychische Wachstumsprozesse haben etwas Organisches an sich, organisches Wachstum dauert seine Zeit. Bildlich können wir uns diesen Prozess wie das Wachstum einer Pflanze vorstellen. Wenn wir anziehen, um ihr Wachstum zu beschleunigen, wird sie nicht schneller wachsen, sondern verwelken.

Natürlich gibt es auch rasche Heilungen. Damit meine ich Symptomheilungen. Sonst wäre es nicht verständlich, dass Freud am Beginn der Psychoanalyse Patientinnen etwa mit folgender Mitteilung an Kollegen schickte: Hysterie, drei Monate. Offensichtlich hatte Freud am Beginn seiner Tätigkeit einige rasche Heilungen erlebt. Sie sind allerdings selten.

Wenn ich über die Dauer von Therapien befragt werde, so pflege ich bei einer Frequenz von einmal wöchentlich einen Zeitraum von mindestens zwei Jahren anzugeben.

Erstgespräch und Diagnose

Am Beginn der Therapie steht das Erstgespräch. So viel ist schon über dieses Thema geschrieben worden. Kurz das Wesentliche: Wir brauchen die persönlichen Daten des Patienten und neben der Symptomatik jene Informationen aus seiner Lebensgeschichte, die es uns ermöglichen, eine Diagnose zu stellen. Dazu gehören auch die Informationen über seine Geburt, frühe Spitalsaufenthalte und Operationen. Weiteres über seine Beziehung zu seinen Eltern und anderen Bezugspersonen.

Ohne Diagnose können wir keine Therapie planen. Sie hilft uns bei der Auswahl des therapeutischen Herangehens und der anzuwendenden Techniken. Zum Beispiel, ob wir versuchen, bereits früh konfrontativ zu arbeiten, wie bei den harten Strukturen, oder ob wir erst Sicherheit schaffen und Containing (Bion 1977) im Sinne einer Behälterfunktion geben müssen wie bei den weichen Strukturen. Eine Diagnose ist am einfachsten am Anfang der Behandlung zu stellen, da wir noch die nötige Distanz zum Patienten haben. Je näher wir ihn kennen lernen, desto mehr verschwimmt der erste Eindruck, ohne dass er falsch gewesen wäre. Es geht uns wie bei einem pointillistischen Bild, das aus Farbtupfen besteht. Von der Ferne ergeben die Flecken Formen und Gestalten, je näher wir kommen, desto mehr sehen wir nur mehr die farbigen Punkte. Deshalb ist es auch unmöglich, bei sich selbst eine Diagnose zu stellen. Wir sind zu nahe dran. Über Diagnosen und Charakterstrukturen schreibe ich im Kapitel 9.

Schutz des Therapeuten

Wie kann ich mich als Therapeut davor schützen, durch Empathie in den Strudel der emotionalen Wirrnisse der Patienten hineingezogen zu werden, ohne aber aus dem Kontakt zu gehen. Lediglich eine ausreichende, also jahrelange Eigentherapie schützt davor. Es geht darum, die von uns als negativ empfundenen Eigenschaften des Patienten nicht abwehren zu müssen. Dies ist nur möglich, wenn uns diese Eigenschaften auch als Teil unserer eigenen Persönlichkeit vertraut sind, so schmerzlich diese Erkenntnisse für uns manchmal auch sein mögen. Dann können wir die Emotionen gleichsam durch uns durchlassen, ohne auf sie negativ reagieren zu müssen. Es geht ja in der Therapie nicht um Bewertungen im Sinne von Recht und Unrecht (dies ist Sache der Rechtsprechung), sondern um das Verstehen. Wir sind nicht Richter, sondern die Anwälte unserer Patienten. Daher ist es auch nicht möglich, Ehegatten, Kinder, Eltern und enge Beziehungspersonen des Patienten gleichzeitig in Therapie zu haben. Bei auftretenden Konflikten zwischen diesen Personen würden wir in einen Interessenskonflikt geraten.

Wir sollen aber im Erstinterview auch die Klärung der technischen Details wie die Dauer der Sitzung, die Bezahlung und Absage von Stunden vornehmen. Schließlich müssen wir ein gemeinsames Therapieziel vereinbaren. Dieses kann und wird sich wahrscheinlich nach einer gewissen Anzahl von Stunden verändern, sollte aber immer klar definiert sein.

Schließlich müssen sich sowohl der Patient als auch wir uns entschließen, ob wir uns aufeinander einlassen wollen. Motivation, Fähigkeit zur Selbstreflexion und psychodynamisches Verständnis sollten auf Seiten des Patienten vorhanden sein. Er sollte sich auch dem Therapeuten im Erstgespräch gegenüber wohl fühlen. Es gibt Untersuchungen, in denen Patienten nach dem Erstinterview und zwei Jahre später nach ihrem Befinden befragt worden sind.[24] Diese Untersuchungen ergaben überraschende Korrelationen zwischen dem Wohlbefinden des Patienten gegenüber dem Therapeuten und dem Therapieerfolg nach zwei Jahren.

Wie lange sollte man einen Patienten therapeutisch begleiten?

Grundsätzlich sollten wir uns fragen, wie lange wir bereit sind, einen Patienten therapeutisch zu begleiten. Natürlich streben der Patient und der Therapeut die kürzest mögliche Zeit an. Es gibt aber, wenn auch nicht allzu häufig, Fälle, die nie ganz gesund werden und eine lebenslange Behandlung benötigen. Ich vergleiche die Patienten

---

24   Prof. h.c. Dr. Alfred Pritz, persönliche Mitteilung 1993.

eines Psychotherapeuten mit den Patienten eines praktischen Arztes. Dieser behandelt Krankheiten, die von selbst gut werden, egal was der Arzt tut, etwa eine Erkältung. Er behandelt Krankheiten wie schwere Infektionen, die eine gezielte antibiotische Behandlung brauchen, damit der Patient gesund wird. Dann gibt es Stoffwechselstörungen, wie Diabetes, Hypercholesterinämie oder Gicht, die zwar gut medikamentös behandelbar sind, jedoch bleibt die Krankheit trotz langer symptomfreier Zeiten ein Leben lang bestehen. Schließlich gibt es Erkrankungen wie gewisse bösartige Tumore, die trotz aller Bemühungen zum Tode führen.

Der Psychotherapeut hat auch Patienten, denen es nach kurzer Zeit besser geht, ohne dass spezifische Interventionen notwendig gewesen sind. Manche Patienten allerdings brauchen eine ganz gezielte Form der Behandlung, damit sie wieder gesund werden. Dann gibt es die Gruppe, die ein Leben lang stützende Therapie braucht, wie etwa Patienten mit schizophrener Psychose. Und ganz wenige Patienten schaffen es nicht, mit dem Leben fertig zu werden, obwohl sie therapeutische Hilfe bekommen.

Nach meinen Erfahrungen wünschen sich die meisten Therapeuten Patienten, denen sie so helfen können, dass diese nach einiger Zeit auch ohne Therapie selbst gut zurechtkommen können. Und nach diesen Kriterien suchen sie sich ihre Patienten aus. Es gibt nicht viele Psychotherapeuten, die sich wünschen, Schizophrene, Suchterkrankungen oder schwere Zwänge vielleicht ein Leben lang behandeln zu müssen, da dies eine enorme Verantwortung und Belastung für den Therapeuten darstellt.

Bei der diagnostischen Auswahl unterlaufen auch Therapeuten manchmal Fehler und einige Patienten bleiben viel länger, als sie gerechnet haben. Im Laufe der beruflichen Karriere eines Therapeuten werden es daher immer mehr Patienten, die in die Gruppe der Langzeitpatienten fallen und die man dann nicht einfach wegschicken kann. Natürlich ist es so, dass erfahrene Therapeuten besser auswählen und die Prognose besser einschätzen können. Damit meine ich, dass ich jene Patienten auswähle, denen ich mit meiner Erfahrung und mit meinen persönlichen Möglichkeiten helfen kann. Nicht dass es Patienten gibt, die nicht behandelt werden sollten. Anfänger nehmen oft aus ökonomischen Gründen jeden Fall und haben ein schweres Leben, weil sie sich damit überfordern. Die gute Seite daran ist, dass auch die schwierigsten Patienten auf diese Weise zu ihren Therapeuten kommen.

Auflösung bzw. Änderung des Therapievertrages

Aus dem bisher Beschriebenen ist es ersichtlich, dass wir allzu viel von einem Erstinterview, welches in der Regel eine Stunde dauert, verlangen. Wenn wir mit der Zeit nicht auskommen, machen wir einfach ein zweites Interview aus, bevor wir weitere Entscheidungen bezüglich einer Therapie treffen.

Am Ende des Erstinterviews pflege ich abschließend folgende Frage zu stellen: „Gibt es irgendetwas Wichtiges über Sie oder Ihr Leben, das ich noch wissen sollte, wenn wir mit einer Therapie beginnen?" Dies ist sozusagen der Sicherheitscheck, falls ich etwas vergessen habe zu fragen oder der Patient bewusst etwas verschwiegen hat. Wenn dies geschehen sollte und wir später draufkommen, haben wir natürlich das Recht zu verlangen, den Therapievertrag neu zu besprechen.

Dürfen wir überhaupt, zum Beispiel aus Gründen unserer Überforderung oder einer unvorgesehenen negativen Entwicklung, eine Therapie abbrechen, obwohl der Patient weiterarbeiten will? Jeder Vertrag ist auflösbar. Die Trennung muss allerdings ausreichend lange und intensiv durchgearbeitet werden und darf nicht plötzlich erfolgen.

9. Diagnosen und Charakterstrukturen

Psychopharmakologie

Auch nichtärztliche Therapeuten sollten mit der Psychopathologie der Psychosen und den Grundzügen der Psychopharmakologie vertraut sein. Einerseits, um eine Psychose diagnostizieren und ein eventuelles Suizidrisiko einschätzen zu können, andererseits, damit sie daran denken, den Patienten – falls sie die Psychotherapie übernehmen – rechtzeitig zu einem Psychiater zu überweisen, der die medikamentöse Einstellung übernehmen kann. Dies schafft eine Erleichterung im Tragen der Verantwortung bei suizidgefährdeten Patienten. Man sollte sich auch bewusst sein, dass zum Beispiel die Behandlung schizophrener Psychosen niemals zu einer völligen Wiederherstellung des Patienten führen kann und es sich in der Regel um eine lebenslange Betreuung handelt.

In den Ausbildungen bringe ich meinen Kandidaten die Grundzüge der Psychopathologie bei, ebenfalls die wichtigsten psychopharmakologischen Grundlagen. Allerdings möchte ich hier darauf nicht weiter eingehen, denn es gibt hierzu genügend Fachliteratur. Die Kenntnis über Medikamente ist auch deshalb nützlich, weil man oft aus der Medikation, die der Patient einnimmt, auf die Diagnose der Grundkrankheit schließen kann. Es gilt heute als „state of the art" in der Psychiatrie, am Beginn von Depressionen, welcher Genese auch immer, Psychopharmaka, meist vom Typ der Serotonin-Wiederaufnahmehemmer, zu verabreichen. Wenn die Psychotherapie greift, kann oft das Antidepressivum langsam abgesetzt werden. Es ist auch wichtig zu wissen, dass es Phasenprophylaktika gibt, die ein Leben lang eingenommen werden müssen, um ein Wiederauftreten von so genannten endogenen Depressionen (major depression) zu verhindern (Hoffmann und Boleloucky-Bolen 1968, S. 864–849). Außerdem ist darauf zu achten, dass bei diesen Depressionen ein hohes Suizidrisiko besteht.

Aus Erfahrung weiß ich, dass Nichtärzte oft einen Widerstand haben, sich ein Wissen über Psychopharmakologie anzueignen, obwohl dieses in relativ kurzer Zeit erlernbar und verstehbar ist. Es genügt ja, einen groben Überblick zu haben.

Es ist für eine psychotherapeutische Praxis ausreichend (nicht für eine psychiatrische), über die endogene Depression und das präsuizidale Syndrom, die paranoide Schizophrenie, über Wahnerkrankungen und über das Wesen von Suchterkrankungen informiert zu sein.

Suizid

Ein präsuizidales Syndrom zeichnet sich nach Erwin Ringel (Ringel 1999) durch folgende Symptome aus. Es bestehen Selbstmordphantasien und viele Suizide sind angekündigt: „Ich möchte nicht mehr leben!"; „Alles wäre besser ohne mich!" Wir finden eine weitgehende Isolierung vom Freundeskreis. Der Patient ist stark eingeengt. Er hat eine stark fixierte Wahrnehmung, die Gedanken beschäftigen sich nur noch mit dem Selbstmord. Letztlich besteht ein hohes Aggressionspotenzial im Sinne einer gehemmten Aggressivität. Ursprünglich ist die Aggression immer gegen eine andere Person gerichtet und wendet sich dann gegen sich selbst. Häufig machen Suizidale vor ihrer Tat überraschende und unerklärliche Geschenke und trennen sich von ihren wertvollsten Besitztümern. Oft tritt vor der Tat eine Ruhe ein, der Patient wirkt gefasst und klar.

Prinzipiell ist jeder Mensch gefährdet, suizidal zu werden, auch wenn es besondere Risikogruppen gibt.

Grundsätzlich ist zu sagen, dass ein Patient, der sich einige Zeit bereits in psychotherapeutischer Behandlung befindet, selten einen Suizidversuch unternimmt, da die therapeutische Beziehung ihn stützt und hält. Am Beginn der Therapie kann das Risiko groß sein. Die unangenehmste Situation für den Therapeuten ist sicherlich, wenn ein Suizidversuch nach dem Erstinterview unternommen wird. Die Therapie hat noch nicht begonnen, dennoch war der Therapeut die letzte kompetente Kontaktperson. Wir übernehmen daher bereits durch das Erstinterview große Verantwortung. In dieser ersten Stunde erbringen wir nicht nur die Leistung einer Diagnosestellung und die Einschätzung einer Prognose; daher ist dies ist auch ein Argument dafür, bereits das Erstinterview zu verrechnen.

Anmerkungen zur Terminologie

Jeder Psychotherapeut hat entsprechend seiner psychotherapeutischen Schule ein Diagnoseschema. Diese Diagnosen werden in der Psychoanalyse anders genannt als zum Beispiel in der Verhaltenstherapie oder in der Körperpsychotherapie. Es ist nun für die Kommunikation der Psychotherapeuten untereinander und mit den Psychiatern wichtig, eine Art Allgemeinbildung auf diesem Gebiet zu erlangen, um über die Grenzen der eigenen Schule hinaus auch die anderen Terminologien verstehen zu können. Ich werde dies im folgenden Abschnitt zu vermitteln versuchen.

Der Begriff Neurose wurde von dem schottischen Arzt William Gullen 1777 eingeführt (Laplanche und Pontalis 1973 S. 362). Vor der Zeit Freuds dachte man, die Ursachen psychischer Störungen wären nichtentzündliche Schwellungen (ose) der Nerven (neuro) – im Unterschied zu der schmerzhaften entzündlichen Erkrankung der Nerven, der so genannten Neuritis. Da der Name eine organische Ursache annimmt und daher irreführend ist, wird er heute nicht mehr allgemein gebraucht. Zum Beispiel kommt er in den internationalen Diagnoseschemen psychiatrischer Erkrankungen ICD 10 (Dilling u.a. 2000) und DSM 4 (Saß u.a. 1996)[25], nur in Ausnahmefällen noch vor[26]. Der ICD-10-Code wird auch in Österreich bei der Verrechnung mit den Krankenkassen verlangt. Diese Diagnoseschemata beschreiben allerdings nur Krankheitsbilder, ohne auf deren Genese Bezug zu nehmen.

Unter dem Begriff Neurose verstand Freud im Gegensatz zu der Auffassung seiner Zeit Krankheiten wie etwa die Hysterie und die Neurasthenie, die seiner Auffassung nach eine psychische Ursache hatten und nicht auf eine Schädigung des Zentralnervensystems zurückgingen. Die psychischen Ursachen sind verdrängte Traumata aus der Kindheit, deren Folge im Jugendlichen- und Erwachsenenalter auftretende, psychische und psychosomatische Symptome sind.

Charakterstrukturen und Körpertypologien der Körperpsychotherapeuten

Die Grundlage für die Charakterstrukturen legte Wilhelm Reich (1927). Alexander Lowen (1958) entwickelte dazu die entsprechenden Körpertypen.

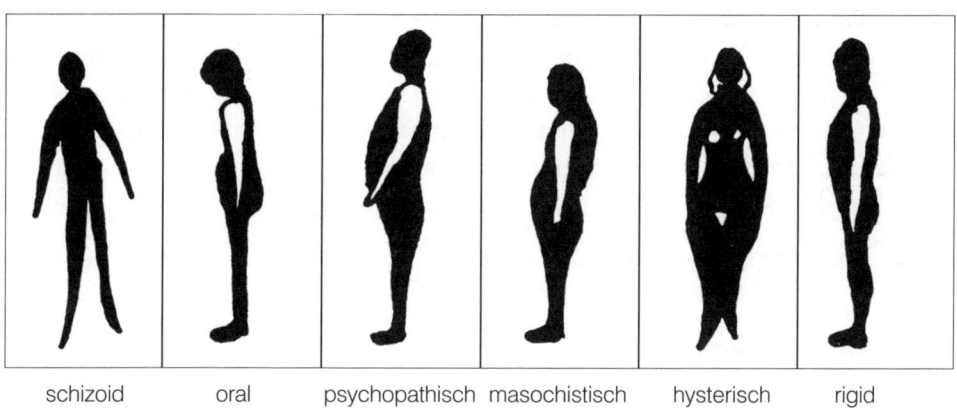

schizoid   oral   psychopathisch masochistisch   hysterisch   rigid

Abb. 8: Körpertypen

---

25   Wir haben in Europa und den Vereinigten Staaten verschiedene Klassifizierungen.

26   Der Begriff neurotisch wird im ICD 10 nur mehr in Einzelfällen verwendet. Siehe F4 neurotische, Belastungs- und somatoforme Störungen.

Später wurden sie noch verfeinert und man kann sie am besten im Buch von Ron Kurtz (Kurtz 1985) im Kapitel von Pat Ogden nachlesen. Diese Beschreibung nehme ich als Grundlage für meine revidierte Darstellung. Diese nimmt Bezug auf das tatsächliche Vorkommen der einzelnen Charaktertypen und zeigt auch Schwächen dieser Klassifikation auf. Außerdem gebe ich Querhinweise auf andere Diagnoseschemata. Ich beschreibe hier meine persönlichen Erfahrungen, die ich den klassischen Beschreibungen gegenüberstelle. Der Leser möge selbst beobachten, wahrnehmen und sich letztlich sein eigenes Urteil bilden.

Als die frühesten Störungen werden die schizoide und die orale Charakterstruktur beschrieben.

Der schizoide Charaktertyp

Es handelt sich um einen unglücklich gewählten Namen, der an das Wort Schizophrenie erinnert. Mit dieser Krankheit hat diese Charakterstruktur allerdings nichts zu tun. Schizophrenie heißt nach Eugen Bleuler (1983) Spaltungsirresein. Bei der schizoiden Störung geht es um Spaltungen und Fragmentierungen der emotionalen und körperlichen Empfindungen. Es handelt sich um eine Störung, die auf eine Traumatisierung am Beginn des Lebens zurückreicht. Damit ist die Zeit vor, während und nach der Geburt gemeint. Das Urvertrauen zu der Welt und zum eigenen Organismus ist zutiefst gestört. Es erfolgte ein Rückzug in den Kopf, der Körper wird als getrennt und fremd wahrgenommen. Die Energie ist tief in das Innere zurückgezogen. Das Hauptgefühl ist: „Ich bin hier fremd, ich gehöre nicht hierher." Für diese Personen ist es schwer „in Kontakt" zu treten, sie neigen stark zum Abstrahieren, Gefühle werden ängstlich unterdrückt. Der Körper ist eher dünn und schmal, oft sieht man deutliche Asymmetrien. Man hat Schwierigkeiten, sich in die Gedankenwelt dieser Personen einfühlen zu können.

Der orale Charaktertyp

Dieser Charaktertyp entsteht in den ersten zwei Lebensjahren durch Mangel an emotionalem und körperlichem Kontakt. Er beschreibt Menschen, die wenig Hoffnung in sich tragen, zu Depressionen neigen und die Schwierigkeiten haben, sich körperlich aufrecht zu halten. Der Anblick hat etwas Kindhaftes, Bedürftiges an sich, so dass man den Impuls zum Helfen spürt.

Freud beschrieb als Erster die orale Stufe in der Sexualentwicklung (Freud 1905). Das Thema ist Saugen, welches sich bei späteren Symptombildungen auch wiederfindet wie dem Rauchen und beim Alkoholismus. Das Ziel ist die Einverleibung der Mutter. Karl

Abraham (Abraham 1969, S. 134–142) differenzierte diese Phase in eine frühe orale Saugstufe und eine spätere oralsadistische Stufe, die der Periode der Zahnentwicklung entspricht. Er nannte sie auch die kannibalische Stufe. Die im Erwachsenenleben auftretenden Ängste, von der Mutter gefressen zu werden, haben in einer Traumatisierung während dieser Phase ihre Bedeutung. Dieses Thema tritt in Träumen und in Märchen auf (zum Beispiel das Grimmsche Märchen von Hänsel und Gretel). Margaret Mahler nennt das Alter der Wiederannäherung bis zum zweiten Lebensjahr „Ambitendenz". Nach Mahler tritt die Angst auf, erneut verschlungen zu werden (Angst vor Selbstverlust), und die Angst vor dem Verlust der Mutter (Angst vor dem Objektverlust) (Mahler 1986).

Das Thema des oralen Charaktertyps ist es, im Leben nicht genug bekommen zu haben.

Borderlinepersönlichkeitsstörung

Beide Charakterstrukturen, die schizoide und orale, sind weiche Strukturen und haben keinen ausgeprägten Muskelpanzer entwickelt. Der primäre Zugang ist, diesen zu stützen, Sicherheit und Grenzen zu geben. Erst innerhalb dieses Containings kann der Patient beginnen, an seine primäre Geschichte heranzugehen.

Ein heute häufig verwendeter Begriff sind die so genannten frühen Störungen. Der Begriff stammt aus der postfreudianischen Psychoanalyse und meint damit Störungen in der Entwicklung innerhalb der ersten drei Lebensjahre. Seit den 80er Jahren wird der Begriff auch gleichbedeutend mit Borderlineentwicklung gebraucht (Schwildens 2000).

Der Begriff soll hier kurz erklärt werden: Menschen mit einer Borderlinepersönlichkeitsstörung (Kernberg 1980, Masterson 1980) sind gekennzeichnet durch ein durchgängiges Muster von Instabilität hinsichtlich des Selbstbildes, sexueller Orientierung, der zwischenmenschlichen Beziehungen und der Stimmung. Es bestehen Tendenzen zu selbstschädigenden Handlungen. In emotional belastenden Situationen können sie vorübergehend psychotisch werden. Sie verlieren leicht den „Boden unter den Füßen" und fallen, wenn sie verlassen werden, in eine tiefe Depression. Es kommt häufig zu suizidalen Handlungen.

Das Besondere an dieser Charakterstruktur ist, dass sie sich nicht durch Symptome beschreiben lässt, sondern nur auf Grund ihrer gestörten Persönlichkeitsentwicklung verstanden und erkannt werden kann. Als Reaktion auf frühe Traumatisierungen haben die Patienten mit einer Borderlinepersönlichkeitsstörung den guten und den bösen Teil der Mutter (das so genannte Objekt, wie es in der Psychoanalyse genannt wird) zu spalten gelernt. Diese Spaltung wurde verinnerlicht und auch das eigene Selbst wird als gespalten erlebt. Wenn diese Persönlichkeitsstörungen auch zeitweilig psychotische Zustände durchlaufen können, unterscheiden sie sich von den Psychosen durch die Chance der Heilung, wobei allerdings auch eine langjährige und mehrmals die Woche stattfindende Therapie nötig ist.

Nun lässt sich dieser wichtigen Persönlichkeitsstörung kein klassischer Typ aus der Körperpsychotherapie zuordnen. Es ist lediglich sicher, dass es so genannte weiche Strukturen sind. Dafür spricht der Zeitpunkt ihrer Entstehung: der siebte[27] bis zehnte[28] Lebensmonat (Hochgerner und Wildberger 1998, S. 15). Hier zeigt sich eine Schwäche der lowenschen Charaktertypologie. Es gibt populäre Abhandlungen über die Charaktertypen, in denen sich die Autoren lustig über die einzelnen Typen machen. Wenn man ein wenig über die Dramatik von schweren frühen Störungen Bescheid weiß, machen solche Bücher betroffen. Im Erstinterview verwirren Borderlinepersönlichkeitsstörungen durch ihre unsystematische Art des Erzählens den Therapeuten, bei dem als Gegenübertragung zunächst Verwirrung auftritt. Dieses Phänomen kann man diagnostisch verwerten.

Der masochistische Charaktertyp

Bei Pat Ogden wird der Masochist als harte Körperstruktur beschrieben: Er hat starke Arme, hinten gespannte Schenkel, ist hartnäckig, der Körper ist zusammengepresst und muskulös. Dies passt nicht zur zeitlichen Angabe, dass die Traumatisierung in die Zeit fällt, wo das Kind laufen lernt (Ende des ersten Lebensjahres). Es handelt sich um das zweite und dritte Lebensjahr.

Diesen Charakter kann man durch seine Eigenschaften sehr gut beschreiben. Es sind die stillen Aggressionen, die den Ärger der Umgebung auf diese Person ziehen. Unter stiller Aggression verstehe ich u.a. Zuspätkommen, durch vorauseilenden Gehorsam falsche Ergebnisse liefern, sich sehr anstrengen, um zu gefallen, und dabei in bester Absicht auf die falschen Handlungen zu setzen.

Ein Beispiel möge dies verdeutlichen: Nach einer zähen Stunde ohne Ergebnisse bleibt beim Therapeuten ein ungutes Gefühl bezüglich des Fortschrittes der Therapie zurück. Er hat sich manipulieren lassen, hat mitagiert, der Patient ließ sich wie von einem Schlepplift mitziehen, um am Ende wieder langsam auf seine alte Position zu rutschen. Am Beginn der nächsten Stunde erscheint der Patient mit Blumen und bedankt sich bei dem Therapeuten für die gute letzte Stunde.

---

27   Borderline mit psychotischen Durchbrüchen und Spaltungsvorgängen im nicht psychotischen Zustand.

28   Depressiv gefärbte Borderline-Zustände ohne psychotische Reaktionsbereitschaft.

Wir erkennen den masochistischen Charakter daran, dass sich bei uns als Gegenübertragung Ärger einstellt, ohne dass zunächst greifbar ist, wo und wie der Patient uns manipuliert hat.

Von der Körperstruktur her handelt es sich nicht nur um den klassisch harten, muskulösen und massigen Körperbau, mit dem runden Rücken, der sich symbolisch gegen das Nach-vorne-gedrängt-Werden wehrt. Schon Olivia Candotti (Candotti 1992) hat auf einen masochistischen Charaktertyp hingewiesen, den sie als weiche Struktur beschreibt und der seine Muskeln nicht anspannen kann. Wir finden ihn oft als Partner eines sadistischen, psychopathischen Charaktertyps. Die Entstehungszeit dieser Form des Masochisten würde mit der Angabe von Pat Ogden übereinstimmen. Die Zuordnung des Masochisten nach Lowen und Ogden zu einem einzigen Körpertypus ist daher schwierig – hier stimmt das plakative Schema einfach nicht.

Die Ursache dieser Charakterstruktur ist die stark dominante, unterdrückende Mutter, der man nichts recht machen konnte und die Schuldgefühle vermittelt: „Sieh wie du mir wehtust!"

Das Thema ist: „Ich kann es nie recht machen, obwohl ich mich so sehr bemühe." Die Überzeugung ist: „Ich muss gehorchen, um geliebt zu werden. Es ist verboten Spaß zu haben." Es bestehen unbewusste starke Hassgefühle. Nach außen zeigt dieser Charaktertyp aber ein unterwürfiges Gehabe.

Der psychopathische Charaktertyp

Zu diesem Charaktertyp haben die Körperpsychotherapeuten eine sehr präzise Beschreibung geliefert.

Unten ist der psychopathische Charaktertyp körperlich zart und hat kleine Füße. Männer tragen oft feminin anmutende Schuhe, z.B. mit Schnürchen und Quasten. Nach oben hin sind sie aufgeblasen, sich groß machend, um sich gegen die mütterliche Manipulation zu wehren. Man kann sie gut mit den Worten „hart aber herzlich" beschreiben. Das Thema ist Anerkennung. Bekommt die Person diese nicht, kann sie (meist handelt es sich um einen Mann) aggressiv bis dissozial werden. Leider ist der Name Psychopath, der ursprünglich wertneutral gemeint war (Kurt Schneider 1950), nicht glücklich gewählt, weil er wie der Begriff der Hysterie im allgemeinen Sprachgebrauch nur negativ und herabsetzend verwendet wird. Politiker oder Gruppenleiter sind in der Regel psychopathische Charakterstrukturen. Aber auch Zuhälter finden sich in dieser Gruppe. Als Gegenübertragung entsteht beim Therapeuten im Gespräch mit dem Psychopathen Typ 1 ein Gefühl der Unterlegenheit.

Es wird noch ein Typ 2 beschrieben, der nicht die Statur hat, das bedrohliche Imponiergehaben von Typ 1 einzunehmen und es daher mit Verführung versucht, seine Umgebung zu manipulieren. Sein Körper ist gut proportioniert.

Ein Beispiel für den Psychopathen vom Typ 1: Ein Klient kommt zum Erstinterview und beginnt mit den Worten: „Herr Doktor, ist diese Schüssel vor Ihrem Haus Ihr Auto? Falls Sie mal ein gutes kaufen wollen, könnte ich Ihnen durch meinen Beruf dabei leicht behilflich sein."

Der psychopathische Persönlichkeitstyp ist leicht kränkbar, kann sich nicht in andere einfühlen und glaubt, dass alle so empfinden wie er selbst. Er neigt zur Aggression, wenn er sich nicht geschätzt fühlt, und kann nicht wirklich Beziehungen eingehen, weil er die Verschmelzung mit dem Objekt fürchtet. Sein ausgeprägtes Sexualleben ist eine Dokumentation seiner Macht über Frauen, er kann sich aber nicht hingeben. Das Thema des psychopathischen Charaktertyps ist Macht.

Die Entstehungsphase ist die orale (Typ 1), beziehungsweise die anale Phase (Typ 2). Es findet immer eine sekundäre Panzerung ab dem dritten Lebensjahr statt, so dass man bei diesem Charaktertyp eine harte Struktur vorfindet.

Der Begriff narzisstische Persönlichkeit deckt sich weitgehend mit der des Psychopathen Typ 1. Dieser Begriff stammt nicht aus der Psychoanalyse Freuds, sondern wird zunächst in der Ich-Psychologie (Hartmann 1960) und dann in der Narzissmustheorie von Heinz Kohut (Kohut 1975) erwähnt. In der Ich-Psychologie beschreibt Otto F. Kernberg (Kernberg 1978) eine Auffassung des pathologischen Narzissmus, der durch primitive Reaktionsweisen, Impulshaftigkeit und mangelnde Ich-Kontrolle gekennzeichnet ist

Der hysterische Charaktertyp

Bis zur Zeit Freuds glaubte man, dass die Ursache für die psychischen Symptome der Hysterie im Uterus (griechisch: hystera) zu finden wäre. Vor allem deshalb, weil man damals die Hysterie nur bei Frauen diagnostizierte. Die Ursprünge der Hystera-Hypothese gehen zurück in das erste Jahrtausend unserer Zeitrechnung. So kann man bereits bei Paulos von Aigina (625 bis 690 n.Chr.) darüber nachlesen (Fiedler 2001, S. 16). 1859 war es der französisch Arzt Paul Briquet, der eine empirisch begründete Nerventheorie erstellte und die uterine Spekulation verwarf (Fiedler 2001, S. 27).

Der Pariser Neurologe Jean-Martin Charcot begründete letztlich die Hypothese über die ausschließliche neurologische Ursache der Hysterie. Zunächst davon überzeugt, dass es sich bei dieser Erkrankung um eine ererbte Krankheit (Grande Hystérie) des Nervensystems handelt – dies entsprach der so genannten Degenerationshypothese seelischer Erkrankungen der damaligen Zeit –, erkannte er etwa ab 1880 an, dass es auch psychogene Ursachen für die Hysterie gab, da sie psychologisch behandelbar war. Er nannte diese Form die traumatische Neurose bzw. die Hystero-Neurose. Ein Schüler Charcots, Pierre Janet, verließ dann die neuropathologische Theorie seines Lehrers und sprach von „psychischen Stigmata".

In seiner Arbeit mit Breuer entwickelte schließlich Sigmund Freud (Breuer/Freud, 1985) die Ansicht, dass die Hysterie, ebenso wie die Phobien und die Zwänge, Erkrankungen sind, denen ausschließlich psychische Konflikte und keine Krankheiten des Nervensystems zu Grunde liegen. Um bei diesem Krankheitsbild von der ursprünglichen Bedeutung (hystera) wegzukommen, wurde der Name im ICD 10 in histrionische Persönlichkeitsstörung geändert, abgeleitet von histrion, der Schauspieler.

Sowohl die Körperpsychotherapie als auch die Psychoanalyse kennen diesen Charakter.

Symptomatik

Ich beginne zunächst mit der Beschreibung der Symptomatik: Es handelt sich bei der Hysterie um die theatralische Darstellung eines inneren Konfliktes. Theatralisches Gehaben und rasch wechselnde Gefühle sind charakteristisch.

Der Grund ist eine Vaterneurose. Das Mädchen oder der Bub werden im Alter von vier bis fünf Jahren, bei dem sich die ersten kindlich sexuellen Gefühle zeigen, vom Vater abgewiesen, da er mit den Äußerungen dieser kindlichen Sexualität nicht zurechtkommt. Das weggestoßene Kind sucht neuerlich die Nähe des Vaters, wird lauter, der Vater weist stärker zurück. Es versucht immer stärker die Aufmerksamkeit des Vaters zu bekommen, wird aber umso stärker abgelehnt.

Eine Variante dieses Dramas ist die, wenn der Vater die kindlich sexuellen Bedürfnisse des Kindes missversteht und sie mit seiner erwachsenen Sexualität beantwortet – wenn es zum sexuellen Missbrauch kommt.

Sexueller Missbrauch

Ich möchte daran erinnern, dass Freud in seinen ersten Abhandlungen zur Hysterie (Freud 1896, S. 68) in allen 18 Fällen (6 Männer und 12 Frauen) einen sexuellen Missbrauch in der Kindheit seiner Patientinnen und Patienten fand. Er besprach dieses Phänomen mit seinem engsten Freund, dem Laryngologen Fliess. Fliess zweifelte am Wahrheitsgehalt der Aussagen der Patientinnen. Freud übernahm den Zweifel und meinte 1906, dass es sich vielleicht nur um sexuelle Phantasien gehandelt habe (Freud 2000, S. 69). Dies war ein Rückschlag für das Verständnis der Hysterie. Der Sohn von Fliess, später selbst Analytiker, schrieb in seiner Autobiographie, dass er selbst von seinem Vater sexuell missbraucht worden war (Miller 1983). Es war die Schweizer Analytikerin Alice Miller, die den Vorhang des Schweigens über die tatsächliche Häufigkeit von sexuellem Missbrauch zerriss und der Psychoanalyse vorwarf, an diesem Verschweigen mit beteiligt gewesen zu sein. Sie selbst war erst in höherem Alter durch eine Maltherapie darauf gekommen, dass auch sie als Kind sexuell missbraucht worden war. In ihrer Analyse und Lehranalyse wurde diese Tatsache als Phantasie abgetan.

Unter sexuellem Missbrauch wird nicht nur die Penetration verstanden. Saller (1987) unterscheidet drei Formen: Eindeutige Formen mit genital-oralem Verkehr, Eindringen in den After oder in die Scheide des Kindes. Andere Formen sind die Berührung und Manipulierung der Genitalien des Kindes, Veranlassung des Kindes, die Genitalien des Erwachsenen zu berühren, Masturbation in Anwesenheit des Kindes, Veranlassung des Kindes, in der Gegenwart des Erwachsenen zu masturbieren, Reiben des Penis am Körper des Kindes und das Zeigen von pornographischen Abbildungen. Weitere Formen, die im Nachhinein häufig als Beginn einer sexuellen Ausbeutung erkannt werden: Der Erwachsene zeigt seine Genitalien dem Kind, Beobachten des Kindes beim Baden und auf der Toilette, Zungenkuss und Ähnliches.

Zum heutigen Wissensstand über den sexuellen Missbrauch an Kindern: Nach Schätzungen aus dem Jahr 1987 wird etwa jedes dritte bis vierte Mädchen durch Vater, Stiefvater, Onkel oder einen zumindest nahe stehenden Bekannten sexuell missbraucht. In diesen Fällen sind 98 % der Täter Männer, die zu 75 % aus der Familie kommen. Aber auch Jungen sind vom sexuellen Missbrauch betroffen, man schätzt jeder siebente bis neunte Bub[29].

Die genannten erschreckenden statistischen Daten beziehen sich auf die Durchschnittsbevölkerung. Das heißt, dass wir es in unserem Patientenkollektiv noch öfters mit Patienten zu tun haben werden, denen in der Kindheit sexueller Missbrauch widerfahren ist.

Ein Detail im Zusammenhang mit dem neurotischen Wiederholungszwang: Etwa 80 % der Prostituierten wurden in ihrer Kindheit sexuell missbraucht. Erwachsene Täter sind oft in ihrer Kindheit selbst missbrauchte Kinder gewesen. Die Dimension dieser Fakten muss uns zu denken geben und uns bewusst machen, wie pervertiert die Sexualität in unserer Gesellschaft immer noch ist, trotz so genannter sexueller Aufklärung. Nach wie vor sind Themen wie sexueller Missbrauch, sexuelle Gewalt, Sextourismus oder Menschenhandel weitgehend Tabubereiche.

---

29 Siehe auch die offiziellen Angaben des Österreichischen Bundesministeriums für Umwelt, Jugend und Familie (1993).

Die Symptome der erwachsenen hysterischen Frau äußern sich, indem sie stark auf sich aufmerksam macht. Sie verwendet ihre erwachsene Sexualität, um Aufmerksamkeit seitens der Männer zu bekommen. Das Ziel ist allerdings nicht erwachsene Sexualität, sondern nur die seinerzeit nicht erhaltene Zärtlichkeit und Akzeptanz. Dies führt bei den Männern, die sich zunächst durch das verführerische Verhalten angezogen fühlen, zur Enttäuschung, und sie verstehen nicht, wieso sie in ihren erwachsenen sexuellen Wünschen zurückgewiesen werden. Wenn die Patientin die Aufmerksamkeit, um die sie kämpft, nicht bekommt, wird sie laut und dramatisch.

Einen Höhepunkt dieses Verhaltens stellt der so genannte hysterische Anfall dar. Die Patientin liegt am Boden, schreit und windet sich, schlägt um sich und ist kaum ansprechbar oder zu beruhigen. Für mich als Psychiater an der Klinik war es immer eindrucksvoll, wie die Umgebung, angefangen vom Pflegepersonal bis zu den Ärzten mit diesem Phänomen umgegangen ist. Die Patientin musste auf alle Fälle rasch beruhigt werden. Im Spital wurde sie mit Valium niedergespritzt. Da ihr Konflikt nicht wirklich verstanden wurde, durfte sie also ihren Schmerz nicht auf ihre Art ausdrücken. Erschreckender war noch die Reaktion der Laien, die die Einlieferung der Patientin veranlasst hatten. Meist wurde zunächst versucht, durch Schlagen oder Anschütten mit kaltem Wasser den emotionalen Ausbruch zu stoppen. Dramatisch waren auch die Aggressionen der Rettungsärzte, die zum Beispiel den Patientinnen die Ohrläppchen eingerissen hatten oder ihnen mit einer Injektionsnadel Einstiche an der Brust zugefügt hatten, um sie „zu beruhigen".

Wie ist diese Aggression zu verstehen? Offensichtlich tragen viele Menschen starke Aggressionen mit sich herum, die sie laufend unterdrücken müssen. Da sie sich selbst nicht starke Gefühle auszudrücken erlauben, können sie es auch nicht ertragen, wenn dies jemand anderer tut. Die Reaktion ist Bestrafung.

Ein ähnliches Phänomen der Auslösung von hysterischen Ausbrüchen innerhalb einer Menschenmasse konnte man früher bei den so genannten Springprozessionen zu Ehren des St. Veit beobachten. Durch das rhythmische Springen und Schreien wurden viele Mitglieder der Prozession von hysterischen Ausbrüchen befallen. Daher kommt auch der Ausdruck Veitstanz. Da diese unkontrollierten Emotionen, die auch stark sexuellen Charakter trugen, der Kirche nicht geheuer waren, wurden die Springprozessionen später verboten.

Wie führt man jemanden aus einem hysterischen Anfall heraus?

Dabei ist es so einfach, jemanden aus dem hysterischen Anfall herauszuführen. Wir verhalten uns so wie bei einer körperpsychotherapeutischen Sitzung. Wir nehmen die Hand der betreffenden Person, um zunächst körperlichen Kontakt herzustellen, weil dies der einfachere Schritt ist als verbale Kommunikation. Wir vermitteln das Gefühl der Sicherheit, der Begleitung und der verstehenden Unterstützung. Erst langsam nehmen wir verbalen Kontakt auf und lassen uns von dem Konflikt, in dem sich die Patientin befindet, berichten. So begleiten wir sie sachte aus ihrer dramatischen Situation heraus. Die Voraussetzung für dieses Vorgehen ist das Verstehen des Konfliktes und die Toleranz gegenüber dem Ausdruck von starken Gefühlen.

Beim Anfall kommt es oft zur so genannten Hyperventilationstetanie. Durch schnelles und starkes Atmen, ausgelöst durch Aufregung, kommt es im Gehirn zu einer Senkung des CO_2-Spiegels, das Gehirn neigt zur Krampfbereitschaft. Da der Daumen und der Zeigefinger, ebenso die Lippen und die Zunge überproportional im Gehirn repräsentiert sind, werden diese Regionen stärker stimuliert als andere. Deshalb kommt es zu Verkrampfungen im Bereich der Hände und des Mundes. Diese machen dann Angst, wenn der Patient oder der Therapeut mit diesem Phänomen nicht vertraut sind. Es ist weder notwendig Valium oder Calcium zu spritzen. Die Aufforderung, in einen Nylonsack zu atmen, um den CO_2-Spiegel zu erhöhen, machen oft Angst. Appelle an die Vernunft nutzen nichts, da sich der Patient in einem Ausnahmezustand befindet und das Gefühl hat, zu wenig Luft zu bekommen. Er wird daher einem Rat, einfach langsamer und weniger zu atmen, nicht folgen.

Der beste Weg ist es, den Patienten aufzufordern, über seine momentanen Gefühle zu sprechen. Wenn dies gelingt, stellt sich bald der Erfolg ein. Wenn man redet, kann man nicht gleichzeitig hektisch atmen.

Äußere Erscheinungsformen

Aber nun zu der äußeren Erscheinungsform, dem Körpertyp der hysterischen Patientin. Der klassisch beschriebene Typ mit kleiner Brust und weitem Becken ist keineswegs die einzige Form, die wir bei dieser Charakterstruktur finden. Die ursprüngliche Idee ist, dass das zurückgewiesene Mädchen, das ihr Herz schützen muss, die Muskulatur des Brustsegmentes anspannt und daher der Brustkorb eingeschnürt und die Brüste klein bleiben. Das äußere Erscheinungsbild gleicht meiner Erfahrung nach oft dem rigiden Typus, der im Folgenden beschrieben wird.

Der rigide oder phallische Charaktertyp

Es ist jener Charaktertyp, der im gleichen Lebensalter (viertes und fünftes Lebensjahr) entstanden ist und auch eine Vaterneurose, meist beim Jungen, darstellt.

Der Körperbau ist muskulös und athletisch.

Das Thema des Jungen ist, dass der Vater Liebe nur für Leistung gibt. Das führt dazu, dass der Junge leistungsstark, ehrgeizig und erfolgreich im Leben wird. Gefühle lernt er zu unterdrücken. Er stellt den Erfolgstyp dar, den unsere Gesellschaft idealisiert. Er wird Karriere machen, sehr viel leisten, und es im Beruf in das obere Management schaffen. Er wird zum Beispiel in der Firma Direktor werden, aber nie Generaldirektor. Diesen Job hat bereits der Psychopath, weil er die Eigenschaft hat, sich über Grenzen hinwegzusetzen, die der Rigide strikt befolgt.

Der Nachteil dieser Charakterstruktur: Er kann keine Gefühle äußern und wird häufig psychosomatisch erkranken. Er kann z.B. bereits mit 30 Jahren einen Herzinfarkt bekommen. Er ist ein Workoholic und kann sich nicht entspannen oder sich hingeben. Das Thema ist Leistung.

Muskelpanzer und innerer Kern

Ein wichtiges Detail im Zusammenhang mit den Charaktertypen muss noch erwähnt werden. Der Muskelpanzer, so vorhanden, zeigt uns bei der Betrachtung unseres Patienten, analog einer Ritterrüstung, lediglich sein Äußeres. Den Ritter in der Rüstung können wir nicht sehen. Das heißt, es ist möglich, dass in einer eindruckvollen Rüstung ein kleiner schwacher und zerbrechlicher Ritter steckt.

Seit langem ist dies beim Charaktertyp des Psychopathen vom Typ 1 bekannt. Wenn es gelingt durch die äußeren Schichten hindurchzukommen, kommt die darunter versteckte orale Charakterstruktur zum Vorschein. Dramatisch kann es werden, wenn wir unter einer rigiden Charakterstruktur einen vorhandenen schizoiden Kern beziehungsweise eine sehr frühe Störung nicht rechtzeitig erkennen. Die Rüstung einfach zu entfernen, d.h. den Panzer aufzulösen oder gar aufzubrechen, ohne dem Patienten andere Schutzmechanismen zur Verteidigung anzubieten, kann zu psychotischen Zusammenbrüchen führen.

Wir können uns die Genese des äußeren Panzers etwa so vorstellen: Eine weiche, nicht gepanzerte Charakterstruktur hat sich ab dem dritten Lebensjahr eine Panzerung als Schutz über ihre erste Form der Abwehr zugelegt.

Wie können wir nun diesen unsichtbaren inneren Kern erkennen?

Zwei Möglichkeiten stehen uns zur Verfügung. Erstens die Lebensgeschichte des Patienten: Berichte über frühe und früheste Traumatisierungen lassen uns vorsichtig werden. Zweitens gibt es eine ganz praktische Art einer Zusatzdiagnose: Wir lassen den Patienten auf einem großen Blatt Papier sich selbst von vorne und von der Seite zeichnen, wie er sich selbst sieht. Und da kann es vorkommen, dass ein sehr athletischer Mann sich plötzlich als ein dünnes, zartes und zerbrechliches Männchen zeichnet. Oder in der Zeichnung gibt es keine Füße, mit denen er sich erden könnte. Oder es bestehen Fragmentierungen, das Selbstportrait ist wie aus verschiedenen Teilen zusammengesetzt.

Ein Muskelpanzer kann also ähnlich wie ein Zwangssymptom als Abwehr gegen eine Psychose funktionieren. Erst wenn der Patient in der Therapie gelernt hat, seine Erwachsenenanteile als zweckmäßige Verteidigung zu verwenden, kann er die frühen, ihn behindernden Abwehrmechanismen aufgeben.

Denken wir einmal daran, was geschehen würde, wenn wir einem Ritter, der gewöhnt ist, einen Angriff mit seinem Panzer abzuwehren, diesen Panzer überraschend wegnehmen würden. Beim nächsten Angriff würde er sich aus Gewohnheit wieder fest hinstellen und auf seinen jetzt nicht mehr vorhandenen Panzer vertrauen und durch ein Schwert gespalten werden. Er braucht also Zeit zu lernen, ohne Panzer zu kämpfen, vor allem sich zu bewegen, also zum Beispiel auszuweichen oder davonzulaufen. Wobei der psychopathische und der rigide Charaktertyp das Davonlaufen als Schande empfinden würden. Ausweichen ist feige, wurde ihm beigebracht, man stellt sich einfach einem Angriff, auch wenn es sich um einen Angriff durch einen rasch nahenden Schnellzug handelt.

Aikido

Um zu lernen, diese psychisch-körperlichen Verhaltensweisen zu verändern, eignet sich hervorragend die Kampfkunst Aikido, wenn sie von einem Lehrer gelehrt wird, der therapeutisches Verständnis hat.

Dazu einige Beispiele aus meiner persönlichen Geschichte aus der Zeit an der Lomi School in San Francisco, wo wir innerhalb der Körpertherapieausbildung zweimal wöchentlich Aikido als Unterrichtsgegenstand hatten.

Bei meinem ersten Besuch im Dojo, dem Haus, in dem geübt wurde, stellten wir uns, wie immer zu Beginn, einander gegenüber auf. Das Vis-a-vis war unser Übungspartner. Links standen die erfahrenen Trainer und die Leute mit dem schwarzen Gürtel, rechts die Anfänger und zum Schluss die Kinder. Da ich ein völliger Neuling war, stellte ich mich zur Gruppe der Schwächsten, am Ende der Reihe an.

Mein Lehrer sah das, kam zu mir und bat mich ganz nach links oben und stellte mich einem mächtigen Japaner mit schwarzem Gürtel gegenüber. Er sagte zu mir: „Am Beginn lernst du am meisten. Deshalb ist es wichtig, dass du bei den ersten Schritten den erfahrensten Partner zum Üben bekommst." Der riesige Japaner ließ sich am Beginn der Übungen von mir immer wieder geduldig zu Boden werfen, ohne eine Miene zu verziehen. Dann verneigte er sich vor mir und sagte: „Du bist ein starker Mann. Aber es kann leicht geschehen, dass du im Kampf auf jemanden triffst, der stärker ist als du. Dann brauchst du Technik. Und die werde ich dir jetzt zeigen."

Ich habe gelernt, einem Schwertschlag durch einen Schritt zur Seite auszuweichen und nicht den Helden zu spielen, indem ich versuche ihn zu parieren. Ich lernte auch, dass selbst ein starker und stolzer Mann den Kopf beugen kann, wenn er unter einem niedrigen Türbalken hindurchgeht, um sich nicht den Kopf anzustoßen.

Für viele Menschen bedeutet Fallen im Kampf eine Niederlage. Im Aikido lernt man, dass es bloß ein Nachgeben gegenüber einer angreifenden Kraft ist, die bei einer Rückwärts-rolle, bei der wir leicht wieder auf die Füße kommen, sich gegen den Angreifer richtet und ihn zu Fall bringt. Die Rückenrolle ist wie eine angenehme Massage und wir nehmen dabei die Kraft der Erde in uns auf.

Wenn wir an einem Arm von jemand Starkem festgehalten werden, kann es sein, dass wir in eine hilflose Starre verfallen[30], weil wir uns immobilisiert fühlen. Tatsächlich ist es aber nur der Arm, der festgehalten wird. Der andere Arm ist für Aktionen frei, die Beine können sich auch frei bewegen. Mit ihnen können wir zum Beispiel einen Halbkreis vollführen und mittels eines Hebels den Gegner, wenn er uns weiter festhält, zu Fall bringen. Wir haben im Aikido die Möglichkeit, unsere alten Muster körperlich aufzulösen und neue Verhaltensweisen in einer geschützten Atmosphäre praktisch zu üben, was es ideal als Unterrichtsgegenstand innerhalb einer körperpsychotherapeutischen Ausbildung macht. Deshalb sollte man bei der Wahl eines Aikidolehrers dessen psychologischen und spiri-tuellen Hintergrund prüfen, da es auch Aikidoschulen gibt, die den Schwerpunkt nur auf den Kampfsport und nicht auf Persönlichkeitswachstum setzen.

---

30   Siehe auch das Kapitel 7 über die neurophysiologischen Grundlagen der Gelenksarbeit.

10. Über den Energiebegriff

Die ganze Diskussion über den Energiebegriff hier abzuhandeln, würde die Dimension dieses Buches sprengen. Zur Einführung empfehle ich den umfassenden Artikel von David Boadella (Boadella 2004). Kein anderer Körperpsychotherapeut hat so viel Wissen, nicht nur bezüglich dieses Themas, auf dem Gebiet der Körperpsychotherapie zusammengetragen.

Im Wesentlichen geht es darum, dass in der Körperpsychotherapie die nonverbale Kommunikation durch Energie vermittelt wird. Naturwissenschaftliche Kritiker meinen[31], Energie, die nicht messbar ist, gäbe es nicht. Sie sei Glaubenssache und unwissenschaftlich, esoterisch.

Dabei wird übersehen, dass es neben der Messbarkeit mit Instrumenten auch die subjektive Erfahrung der Empfindung gibt. Unser Organismus ist in der Lage, energetische Qualitäten wahrzunehmen, obwohl sie mit einem Instrument nicht messbar sind. Bedeutsam ist dies besonders dann, wenn Therapeut und Klient gleichzeitig diese Wahrnehmung teilen.

Die Aura

Ich nehme als Beispiel die Aura des Menschen: Sie ist scheinbar nur ein esoterischer Begriff, der in Religionen durch Heiligenscheine und das Leuchten von heiligen Personen dargestellt wird. Interessant ist es, wenn wir Menschen durch ein Nachtsichtgerät betrachten. Auf einmal wird der Wärmemantel des menschlichen Körpers sichtbar. Oder die Kirlianfotografie: Unter Hochfrequenzbestrahlung können wir mittels Röntgen die Aura sichtbar machen. Jeder von uns kann lernen, sie zu sehen. Wenn wir tangential an einem menschlichen Körper vorbeisehen, also nicht fokussieren, erscheint sie als ein lichter Schein, ähnlich dem Flimmern von heißem Asphalt im Sommer, wenn wir ihn aus der Ferne betrachten.

Wenn wir uns mit unserer Hand langsam und aufmerksam einem Körper nähern, spüren wir die Grenze, wo die Aura beginnt. Objektivierbar wird das Fühlen dieser Grenze, wenn

---

31   Der Begriff der Energie hat selbst in der Physik jahrhundertelang gebraucht, bis er klar definiert wurde. Zum Beispiel wurde sein Gebrauch in der Thermodynamik erst 1850 von Kelvin eingeführt. Vorher sprach man von Kraft.

die andere Person die Augen geschlossen hält und uns ein Zeichen gibt, um uns zu signalisieren, dass wir an ihre Auragrenze gestoßen sind, also wenn die Beobachtungen des Therapeuten und des Patienten übereinstimmen. Dabei handelt es sich in der Regel um eine Distanz, die nicht durch die Wahrnehmung von Wärme erklärbar ist.

Reich nannte die Lebensenergie Orgon. Untersuchungen einer Gruppe von Ärzten am Orgonakkumulator mittels moderner Messmethoden ergaben (Gebauer und Mueschenich 1987), dass tatsächlich im Akkumulator Energie angereichert ist: Wärme, elektrostatische Energie usw. Ob es sich bei dem, was Reich Orgonenergie genannt hat, um eine neu entdeckte Energieform handelt oder ob es sich um eine Vielfalt von bekannten und der uns vielleicht noch nicht bekannten Energieformen handelt, kann nicht gesagt werden.

Die Gesetze jedoch, die Reich der Orgonenergie zuordnete, haben für uns Körperpsychotherapeuten teilweise große praktische Bedeutung.

Orgonenergie ist universell vorhanden und dringt durch alles hindurch. Sie kann akkumuliert werden.
➤ Wasser und Orgonenergie ziehen sich gegenseitig an.
➤ Sie fließt von Orten niedriger Konzentration zu Orten höherer Konzentration.
➤ Sie ist blau und bewegt sich spiralförmig durch den Raum.
➤ Sie durchfließt den Körper in Pulsationswellen.

Die Energie, die in fernöstlichen Kulturen Chi, Ki oder Prana genannt wird, scheint sich mit Reichs Idee der Lebensenergie zu decken.

Energiesysteme im Körper

Folgende Energiesysteme im menschlichen Körper sind uns bekannt:

Die Atmung: Wenn der Körper nicht muskulär blockiert ist, kann man die Atemwelle gut bis in den Bauchraum und das Becken hinunter beobachten.

Der Blutkreislauf: Das Blut strömt vom Herzen bis in die Peripherie und wieder zurück.

Der Fluss der Lymphe: Langsames Fließen von der Peripherie zum Zentrum (Lymphgefäße-Venen-Herz).

Der Strom des Liquors von den Hohlräumen des Gehirns bis hinunter ans Ende der Medulla oblongata, wo er wieder von Hohlvenen resorbiert wird. Die Pulsationswelle findet etwa fünf- bis siebenmal in der Minute statt. Sie ist eine Entdeckung der kraniosacralen Therapie.

Die **Verdauungsperistaltik** sowie die **Psychoperistaltik**: Sie bewegt sich vom Schlund bis zum Ende des Verdauungskanals.

Das System der Resorption der Nahrungsstoffe: Sie fließen durch die Venen im Bauchraum und werden in die Leber transportiert.

Der **Energiefluss an der Körperoberfläche während der Atmung**, wie ihn Reich beschrieben hat: Bei der Einatmung vom Steißbein hinauf entlang der Wirbelsäule zum Scheitel und beim Ausatmen vorne median hinunter strömend; vergleichbar der beobachtbaren Härchenbewegung an der Körperoberfläche der Einzeller, wenn sie sich im Wasser vorwärts bewegen. Diesen Energiefluss kann jeder Mensch bei bewusster Beobachtung seiner Atmung an sich wahrnehmen.

Das Fließen der elektrischen Energie im Bereich des Nervensystems: Reich hat postuliert, dass sich die Nervenenden beim Feuern der elektrischen Energie ausdehnen würden. Neue Forschungen in der Neurophysiologie haben dies bestätigt.

Das Fließen der Energie in den Meridianen der chinesischen Akupunkturlehre: Die Akupunkturpunkte lassen sich elektrisch messen.

Letztlich **eine langsame Pulsationsbewegung des ganzen Organismus**, die sich entweder als Ausdehnung oder als ein Zusammenziehen beschreiben lässt: Dieses Zusammenziehen kann auch als Phase der Sammlung von Energie beschrieben werden, die Ausdehnung als Phase des Ausdruckes von Energie. Will Davis wies als Erster darauf hin, dass wir uns immer in einer dieser beiden Phasen befinden, er nannte sie Outstroke und Instroke (Davis 1988). Es ist bei der Körperarbeit wichtig, diese Phasen zu beachten, in dem Sinne, dass wir den Patienten nicht zum Ausdruck seiner Gefühle ermuntern sollen, wenn er sich gerade im Instroke befindet, und ihn nicht auf die Seite legen lassen, damit er Energie sammeln kann, wenn er sich gerade im Outstroke befindet.

Die Aufzählung ist nicht vollständig. Es gibt sicher noch mehrere Energiesysteme in unserem Körper, die wir noch nicht in ihrer Bedeutung erkannt haben oder die mir persönlich nicht bekannt sind.

Der Energiebegriff wird von mir also pragmatisch verwendet und dient als Bezeichnung der mit unseren Sinnen wahrnehmbaren Erfahrungen in der Körperpsychotherapie, auch wenn diese nicht immer mit einem Messinstrument gemessen werden können. *Gemeinsam ist ihnen eine innewohnende fließende Kraft.* Es geht also bei dem von mir verwendeten Energiebegriff nicht um ein Glaubenssystem, sondern um wiederholbare Erfahrungen, die wir mir unseren Sinnen machen können.

11. Die Topographie der Berührung

Es ist nicht gleichgültig, wo am Körper der Patient vom Therapeuten berührt wird. Es gibt eine Landkarte der möglichen Orte der Berührung, die spezifische Auswirkungen auf das emotionale Verhalten des Patienten haben. Diese Landkarte ist nicht vollständig, da unser Wissen und unsere Erfahrung ständig wachsen.

Ich möchte hier meine bisherige persönliche Erfahrung weitergeben.

Ich beginne in der Regel bei einem neuen Patienten mit Berührungen so, dass ich ihn auffordere mir seine Hand zu geben. Es ist ein in unserer Gesellschaft übliches Ritual, das selten auf Widerstand stößt. Während des Händedruckes achte ich auf Folgendes: Ist die Hand kalt oder warm und gut durchblutet? Ist sie trocken oder feucht vor Aufregung? Kann ich ein Zögern oder ein feines Zittern wahrnehmen, das auf Aufregung hinweist? Streckt sich mir die Hand entgegen oder wird sie, obwohl sie gegeben wird, gleichzeitig zurückgehalten? Spüre ich ein lebendiges Pulsieren oder liegt die Hand des Patienten passiv und leblos in der meinen? Gibt es einen spürbaren Bewegungsimpuls oder spüre ich Starre?

Während ich bewusst diese Qualitäten wahrnehme und in Übereinstimmung zu den verbalen Aussagen des Patienten zu bringen versuche, empfängt der Patient natürlich bewusst oder unbewusst auch meine persönlichen Signale, die ich durch den Händedruck vermittle.

Alle diese Wahrnehmungen werden mit dem Patienten besprochen. Er wird vor allem auf die Möglichkeit von zurückgehaltenen Bewegungsimpulsen hingewiesen. Testweise lasse ich den Patienten auch meine Hand stark drücken, um die Reaktion darauf wahrzunehmen und wiederum mit mir zu besprechen. Wichtig ist auch, den Impuls zum Loslassen wahrzunehmen oder das mögliche Gegenteil, das Klammern. Die Themen, die diese Exploration eines gewöhnlichen Händedruckes beim Patienten auslösen, sind mannigfaltig.

Es geht uns ja am Beginn der Therapie so wie am Beginn einer Oper: In der Ouvertüre klingen bereits alle späteren Themen an, es ist alles im Ansatz bereits vorhanden. Perls wies immer darauf hin, am Beginn der therapeutischen Sitzung auf den ersten Satz zu hören, in dem oft schon das gesamte Thema der Sitzung enthalten ist.

Vor der Topographie muss natürlich auch auf die Qualität der Berührung eingegangen werden. Die Berührung kann deutlich, sollte jedoch niemals schmerzhaft sein. Schmerz provoziert Widerstand, im Extremfall spaltet der Patient seine Gefühle ab. Unerfahrene Therapeuten vermeinen erfolgreich an tiefe Gefühle herangekommen zu sein, aber nach der Sitzung ist dem Patienten kaum mehr etwas erinnerlich, das „herausgedrückte" Material konnte nicht verarbeitet werden. Es waren dann bestenfalls leere Kilometer, schlimmstenfalls wird der Patient vorübergehend psychotisch.

Deutliche Berührung bedeutet im reichianischen Sinn Aufladung, Verstärkung der Gefühle, Deutlicherwerden, Konfrontation. Ich erinnere an Wilhelm Reichs Spannungsladungsformel (Reich 1969, S. 110).

Auf der muskulären Ebene haben wir eine chronisch angespannte Muskulatur als Schutz gegen die Erinnerung an frühe Traumata. Die Muskulatur kann durch Berührung oder durch Körperpositionen bioelektrisch aufgeladen werden. Diese Ladung steigert sich bis zu einem Höhepunkt: Dort kommt es zu einer Umkehr und es folgt die bioelektrische Entladung, häufig von einem Muskelzittern begleitet. Am Ende dieses Vorganges ist die Muskulatur entspannt. Reich entdeckte weiter, dass bei der Entladung gleichzeitig vegetative Symptome auftreten (erröten, blass werden, schwitzen, Psychoperistaltik, Gänsehaut usw.). Deshalb nannte er seine Arbeit anfangs auch Vegetotherapie. Manchmal kommt es gleichzeitig am Höhepunkt der Aufladung zu starken emotionalen Ausbrüchen, die auf unterdrückten Gefühlen beruhen. Sogar Erinnerungen an das Trauma, welches zur muskulären Abwehr geführt hat, können auftreten. Erst im Anschluss an diese eruptiven Gefühlsausdrücke kann es dann gleichzeitig mit der Entladungsreaktion zu den Gefühlen des Schmelzens und Strömens im Körper kommen. Wir können daher auch die Funktion der Berührung folgendermaßen einteilen:

➤ Berührung als Beruhigungsstrategie: Sie ist sanft, beruhigend, einfühlend, behutsam.

➤ Berührung als Containing: Sie ist sicher, stützend, Halt gebend und beschützend.

➤ Berührung als Instrument der Aufladung: Sie ist fest, Widerstand gebend, beharrlich und auf Muskelmaximalpunkte fokussiert.

➤ Berührung als Exploration: Sie ist suchend, untersuchend, tastend und neugierig.

➤ Die Berührung kann, sollte aber niemals in der Therapie, gedankenlos, unbewusst und unempfindsam sein.

Eine neutrale Form der Berührung, wie sie in manchen Büchern über Psychotherapie beschrieben ist, existiert für mich nicht. Jede Berührung trägt immer eine erotische Komponente in sich, und es ist gut, wenn wir uns dessen bewusst sind, um Grenzen wahrzunehmen.

Die sieben Körpersegmente nach Reich

Wenn wir nun versuchen, vom Kopf bis zur Fußspitze auf die besonderen Bereiche hinzuweisen, bei denen die Berührung spezifische und wiederholbare, wenn auch individuelle Effekte zeigt, bieten sich zunächst Reichs Erfahrungen an. Wie bekannt, teilte er den Körper in sieben Segmente ein, die als Funktionseinheiten zu verstehen sind. Sie sind ringförmig um den Körper angeordnet und beginnen mit dem Augensegment.

Da ich auch im Folgenden den Effekt von *Berührungen* am Körper beschreiben will, erwähne ich in diesem Abschnitt nicht die aktiven Bewegungen, die im Segment ausgeführt werden können.

Das Augensegment

Die Begrenzungslinie läuft unterhalb der Nase, schließt die Ohren ein und verläuft ringförmig um das Hinterhaupt. Sämtliche Berührungen innerhalb dieses Segmentes stimulieren die Augen und die darin unterdrückten Emotionen. Sowohl Trauer wie Freude, Zorn, Lachen, Sehnsucht und Berührtheit im Sinne eines einfachen Überfließens können durch die Augen ausgedrückt werden. Wenn diese Emotionen nicht kontrolliert werden, werden sie von Tränen begleitet. Ein Unterdrücken der Tränen ist oft die Ursache von Kopfschmerzen. Oder umgekehrt: Bei Kopfschmerzen kann der Ausbruch von heftigem Weinen diese augenblicklich auflösen. Ganz allgemein möchte ich darauf hinweisen, dass unser Organismus, wenn er Stress loswerden will, Wasser abgibt. Dazu gehören Tränen, Speichelfluss, Schweiß, Urin, Durchfall, Erbrechen und auch die Menstruation.

Neue Forschungen ergaben, dass Tränen als Ausdruck von Emotionen Stresshormone beinhalten, nicht aber diejenigen, die zum Beispiel als Reaktion auf Zwiebelschneiden auftreten.

Es ist wichtig darauf hinzuweisen, dass die deutliche Berührung der Stirn an das Geburtstrauma erinnern kann. Warum reagiert gerade der Stirnbereich so deutlich, obwohl die Führungslinie des Kopfes im Geburtskanal im Bereich des Scheitelbeins und nicht des Stirnbeins zu finden ist? Eine Erklärung aus der Physik kann uns dies verständlich machen. Wenn eine Billardkugel in einer Presse von oben nach unten zusammengedrückt wird, ist die Bruchstelle nicht am Scheitelpunkt der Kugel, sondern verläuft tiefer unten, in einer ringförmigen Linie, die am Kopf etwa der Höhe der Stirn entspricht.

Die Stirn ist also ein spezielles Areal, welches deutlich auf Berührungen reagiert. Interessanterweise begann ja Freud seine psychotherapeutischen Versuche als Hypnotiseur und massierte dabei die Stirnen seiner Patienten. Damit leitete er regressive Zustände ein, die einen Teil der Hypnose darstellen. Das heißt, er begann eigentlich mit körperorientierten Methoden.

Am Hinterkopf gibt es im Bereich des Augensegmentes Überschneidungen. Leichte Massage oder leichter Druck stimulieren die Augen; deutlicher Druck erreicht tiefere Muskelschichten im Nacken und stimuliert das Kiefersegment.

Deutlicher Druck oder Massage der Stirnen machen zurückgehaltene Emotionen, zum Beispiel unterdrücktes Weinen, bewusst. Den Beginn der Lösung dieser unterdrückten Emotionen können wir durch sanftes Streichen an den Augenwinkeln oder durch leichte Massage der Mitte des Nasenansatzes erreichen.

Eine besondere Technik, der ich mich im Bereich des Kopfes bediene, ist die Methode der kraniosacralen Therapie. Eine Abhandlung darüber würde allerdings den Rahmen dieser Darstellung sprengen. Ich werde an anderer Stelle in diesem Buch noch darauf zurückkommen (siehe Kapitel 14).

Das Kiefersegment

Im reichianischen Kiefersegment sind polare emotionale Erinnerungen gespeichert. Bei deutlicher Massage der Kaumuskulatur oder im Nacken wird unterdrückte Aggression ausgelöst, bei leichten Berührungen um den Mund herum sind es sanfte Gefühle wie Sehnsucht.

Das Kiefersegment und das Beckensegment hängen funktional zusammen. Bei dieser Erkenntnis handelt es sich um eine Erfahrung reichianischer Körperarbeit. Wir werden an diesen Zusammenhang auch erinnert, wenn wir einen auf dem Rücken liegenden Patienten an den Füßen hochheben und ihn behutsam in Längsrichtung des Körpers schaukeln. Es bewegen sich dabei Kiefer und Becken gleichzeitig.

Daher stimuliert Arbeit am Kiefer auch sexuelle Gefühle. Der Mundbereich ist stark sexuell besetzt. Schon am Beginn des Lebens nimmt der Säugling mit der Milch gleichzeitig Liebe über den Mund auf. Oraler Sex knüpft an dieses Thema an. Schon Freud berichtete in der Beschreibung seiner Traumdeutungen über die Bedeutung von Zahnextraktionen oder Zahnverlusten und meinte, dass es sich dabei um Kastrationsängste handelt. Situationen beim Zahnarzt, wo wir hilflos mit offenem Mund dem Schmerz ausgeliefert sind, lösen bei Menschen, die sexuelle Gewalt erfahren haben, spezifische Erinnerungen aus.

Es können aber auch andere Gefühle im Kiefersegment blockiert sein. An erster Stelle ist das ungestillter Hunger aus der Kindheit. Ich meine damit nicht so sehr die Nahrung als den Kontakt der Lippen und des Mundes mit der mütterlichen Brust. Solche

Traumatisierungen sind eine der Ursachen für spätere Nikotin- und Alkoholabhängigkeit. Wie weiter oben besprochen, sind die Lippen und der Mund auch sexuell besetzt. Sehnsucht nach Liebe wird beim leichten Streichen über die Lippen bewusst werden.

Berührungen im Nacken, besonders sanfte Bewegungen der Halswirbelsäule (Beugen und Drehen), haben ebenfalls wichtige Bedeutungen, die sich nicht bloß auf ein Segment beziehen. In einem sehr komplexen Zusammenhang, nämlich über das so genannte System der konjugierten Augenbewegungen auf das Augensegment und das Gleichgewichtsorgan, über die so genannten Haltungs- und Stellreflexe auf den ganzen Körper.

Es ist wichtig zu wissen, dass die Gelenkkapseln zwischen dem Hinterhaupt und dem ersten Halswirbel Sensoren enthalten, die sowohl mit dem Kleinhirn als auch mit allen anderen Gelenken des Körpers verbunden sind. Die ersten beiden Gelenke, die so genannten Kopfgelenke, sind wie ein Steuermann allen anderen Gelenken übergeordnet. Das heißt, wenn sie blockiert sind oder unter Spannung stehen, stehen auch alle anderen Gelenke unter Spannung. In der Manualtherapie macht man sich dieses Wissen zu Nutze, indem man bei mehrfachen Blockierungen der Wirbelsäule nicht die einzelnen Gelenke deblockiert, sondern lediglich ein blockiertes Kopfgelenk. Gleichzeitig lösen sich die anderen Blockierungen mit. In Anlehnung an die Sprache des Golfspieles wird diese Technik HIO-Technik genannt – (w)Hole In One.

Ein weiteres Beispiel bezüglich der führenden Bedeutung der Kopfgelenke für die Bewegung des ganzen Körpers sehen wir im Sport. Wenn ein Turmspringer in der Luft eine Schraube vollführen will, muss er dazu nicht den Körper drehen. Es genügt, wenn er den Kopf auf eine Seite dreht, der Körper folgt. Auch Raubtiere im Sprung steuern die Richtung des Sprunges durch eben diese Kopfdrehungen.

Wenn wir uns erinnern, wie wir begonnen haben das Radfahren zu lernen, wird uns einfallen, dass wir am Anfang aufgrund dieses Reflexes immer in die Richtung gelenkt haben, in die wir gerade geschaut haben. Wir mussten erst lernen, diesen Reflex zu unterdrücken, um gleich bleibend geradeaus fahren zu können.

Für die Körperpsychotherapie können wir uns diese Tatsachen folgendermaßen zu Nutze machen:

Diagnostisch: Leichte Bewegungen im Bereich der Kopfgelenke geben uns Auskunft über den Spannungszustand der Gelenke im Körper.

Therapeutisch: Diese leichten Bewegungen können den Spannungszustand des Körpers rasch und deutlich herabsetzen (mehr darüber im Kapitel über die Gelenksarbeit).

Das Halssegment

Berührungen vorne im Bereich des Schildknorpels und der Luftröhre können Erinnerungen an Geburtstraumata aktivieren. Menschen, die die Nabelschnur bei der Geburt um den Hals hatten, berichten manchmal in der Therapie, dass sie im Winter keine Rollkragenpullover tragen können oder ihnen Schals um den Hals unangenehm sind. In diesen Fällen werden Berührungen im Halsbereich abgewehrt und als sehr unangenehm empfunden.

Leichtes Streichen am Hals von der Kehle aufwärts oder die leichte Massage unterhalb des Kinns unterstützt den zurückgehaltenen Gefühlsausdruck. Wenn wir während der Einatmung den Körper berühren, bewegen wir die Energie kopfwärts, tun wir es während der Ausatmung, bewegen wir sie hinunter zu den Füßen.

Leichtes Schütteln der Kopfwender (Muskulus sternokleidomastoideus) und des oberen Randes des Muskulus trapezius wirkt entängstigend, entspannend. Diese Technik haben wir aus der Babymassage von Eva Reich übernommen (Reich und Zornanszky 1997).

Das Brustsegment

Dieses ist unten durch das Zwerchfell begrenzt. In allen Kulturen dieser Welt wird im Brustraum das Herz als Sitz der Liebe angesehen. Die Berührung dieses Bereiches löst Gefühle der Rührung, der Sehnsucht und der Liebe aus.

Wenn Berührungen im Bereich des Brustkorbes Husten hervorrufen, ist das oft ein Signal für aggressive Gefühle.

Eine besondere Bedeutung hat das Klopfen auf das Brustbein: Es stimuliert die Thymusdrüse[32] und hat eine belebende, stimulierende Wirkung auf den ganzen Organismus. Sich vor einem Kampf auf den Brustkorb zu schlagen sowie das Klopfen der Berggorillas auf ihren Brustkorb als Imponiergehabe haben denselben Grund.

Der Rücken gehört natürlich bis zum Zwerchfell auch zum Brustsegment. Die Berührung zwischen den beiden Schulterblättern im Bereich der ersten Brustwirbelkörper ruft das Gefühl von Unterstützung hervor. Wenn wir dort berührt werden, können wir möglicherweise Gefühle von Schwäche und Unsicherheit wahrnehmen. Bei einigen Menschen kann diese Berührung, auch wenn sie sanft erfolgt, entsprechend ihrer früheren Lebenserfahrung als unangenehm empfunden werden. Sie erleben sie so, als würde man sie nach vorne drängen.

---

32 Trotz der Ansicht der Medizin, dass diese Wachstumsdrüse im Erwachsenenalter sich bereits zurückgebildet hat.

Das Halten an beiden Schultern gibt Stütze, Halt, Begrenzung, kann aber auch, je nach der Geschichte des Patienten – wenn auch selten –, als Einengung und als Festgehaltenwerden empfunden werden.

Die sanfte Berührung des Schulterreliefs (Muskulus trapezius) entspannt und hilft bestehende Angstgefühle zu lösen. Bei Angst werden die Schultern hochgezogen, die beiden Kopfwender werden beide gleichzeitig angespannt und das Zwerchfell wird durch Kontraktion blockiert.

Das Zwerchfell

Das Zwerchfell ist der Angstmuskel par exzellence. Seine Kontraktion unterbricht den Energiestrom zwischen Brustkorb und Bauchraum, hält die „tiefen" Gefühle im eigentlichen Sinne des Wortes wie Aggression und Sexualität unten. Reich wies darauf hin, dass Angst Kontraktion ist, Lust hingegen Entspannung und Ausdehnung bedeutet (Sharaf 1994, S. 249). Beim Übergang von einem dieser Gefühle in das andere ändert sich auch der elektrische Hautwiderstand in die entgegengesetzte Richtung. Dies ist durch Messung durchaus überprüfbar.

Ich persönlich möchte Angst überhaupt nicht als ein Gefühl bezeichnen, sondern als die Blockierung eines Gefühls. Wenn sich Angst löst, kommt das darunter gelegene unterdrückte Gefühl an die Oberfläche. In unserer Arbeit ist uns wichtig, mit unserer Technik Angst nicht als Abwehr im Sinne eines technischen Widerstandes zu erzeugen.

Berührungen mit einer oder mir beiden Händen gleichzeitig am Rippenbogen wirken angstlösend.

Eine Massage entlang des Rippenbogens erreicht den Zwerchfellansatz. Es ist nicht notwendig, mit den Fingern unter die Kante des Rippenbogens zu gehen, da dies schmerzhaft ist und Abwehr hervorruft. Der Schnittpunkt zwischen der Linie des Rippenbogens auf der rechten Körperseite und einer senkrecht gedachten Linie von der Brustwarze abwärts ist anatomisch der Ort, wo sich die Gallenblase befindet. Dieser Punkt reagiert sehr sensibel auf Druck und stimuliert unterdrückten Ärger. Interessanterweise löst Druck auf der anderen (spiegelbildlichen) Seite des Rippenbogens die gleichen Emotionen hervor. Diese Wirkung ist uns bekannt aus dem Bereich der Akupunktur, wo oft Arbeit an spiegelbildlichen Punkten am Körper den gleichen Effekt hervorruft, sodass etwa Schmerzen im rechten Knie durch Akupunktur des linken Knies behandelt werden können.

Manuell kann das Zwerchfell auch durch leichtes rhythmisches Schütteln und durch vertikale Vibrationsbewegungen unserer Hand, die am Brustbein aufliegt, gelöst werden.

Das Bauchsegment

Der Bauch ist der Sitz unserer Kraft, unserer Energie. Reich postulierte bei der Beschreibung seiner universellen Energie, die er Orgon nannte, dass Energie Wasser und umgekehrt Wasser Energie anzieht. Da der Bauch der Ort des meisten Wassers (Darm) im Körper ist, hätten wir eine nachvollziehbare Erklärung für diese Lokalisation. Hier eine Übung, die uns von der Kraft, die in unserem Bauch bzw. im Becken liegt, überzeugen kann: Wenn wir versuchen, eine andere Person mit unseren Händen wegzuschieben und keine Kampftechnik gelernt haben, werden wir diese Anstrengung vor allem aus dem Schultergürtel heraus unternehmen. Wenn wir aber darauf achten, diese Bewegung aus dem Becken und dem Bauch heraus zu tätigen, werden wir überrascht sein, wie sich unser Kraftpotenzial vervielfacht hat.

Dieser Sammelpunkt unserer Energie im Bauch stimmt auch mit fernöstlichen Systemen überein, die über die Lokalisation des Hauptenergiezentrums im Körper sprechen. Dieser Ort wird im Japanischen Tanden oder allgemein Hara (Bauch), im Chinesischen Tantien genannt. Er befindet sich im Bauchraum, mehr oder weniger in der Höhe von zwei Querfingern unter dem Nabel. Dieser Punkt entspricht interessanterweise dem goldenen Schnitt, der sich aus der Division der Körperlänge durch den Abstand vom Nabel zum Boden ergibt. Die Zahl ergibt 1,618[33] und wird die Fibonacci-Zahl genannt. Kritiker der Ortsangabe dieses Punktes im menschlichen Körper sprechen allerdings von einer individuellen Abweichung bis zu 20 %.

Da der Bauch eine der zwei durch Knochen ungeschützten Stellen des Körpers ist (der andere Teil ist der Hals – hätten wir dort auch Rippen als knöchernen Schutz, könnten wir uns nicht mehr bewegen), drücken wir in der Therapie selten und nur vorsichtig auf den Bauch, da dies leicht zur ängstlichen Abwehr führt. Ein Halten des Bauches bewirkt Beruhigung, gibt das Gefühl der Geborgenheit. Druck provoziert oft Wut. (Im Deutschen gibt es den Ausdruck: „Wut im Bauch haben.")

Der Bauch ist sehr empfindlich auf Druck. Sanfter Druck auf spürbare Kontraktionen des Darmes sind für mich die einzigen Techniken, die ich im Bauchsegment im Sinne einer Aufladung anwende. Früher stimulierten wir am Rand der Beckenschaufel den Muskulus psoas, der für die Beugung im Hüftgelenk verantwortlich und häufig kontrahiert ist. Da dies aber schmerzhaft ist, ziehe ich es vor, mittels meiner Gelenkstechnik am Hüftgelenk zu arbeiten. Es kommt in Folge auch zur Entspannung dieser Muskeln.

In der Seitenlage, während des so genannten Instroke, halte ich manchmal mit einer Hand den Bauch des Patienten und gebe ihm dadurch Sicherheit und Schutz. Die

---

33   Definition des goldenen Schnitts: Der goldene Schnitt teilt eine Strecke so, dass das Ganze zum größeren Teil (= MAJOR) im selben Verhältnis steht wie der größere Teil zum kleineren (= MINOR).

Berührung des Nabels löst manchmal positive Erinnerungen an die erste Form der Erdung aus, die wir als Babys im Bauch der Mutter hatten: Die Erdung über die Nabelschnur hin zur Plazenta. Es kann auch zu negativen Erinnerungen kommen, die als schmerzhafte Empfindungen oder Kälte in der Nabelgegend wahrgenommen werden. Eine Patientin berichtete in der Nachbesprechung über solche Empfindungen in tiefer Regression während der Therapie, ihre Tante habe einmal erzählt, dass sie ein ungewolltes Kind gewesen sei. Der gestörte emotionale Kontakt der Mutter zum ungeborenen Kind hatte intrauterin seine somatische Entsprechung in der Verbindung durch die Nabelschnur.

Das Beckensegment

Das Becken ist der Sitz von aggressiven und sexuellen Gefühlen, aber auch des Loslassens und der Hingabe.

Berührungen bestehen aus dem Halten des Beckens mit beiden Händen im Sinne von Containing. Vorzugsweise verwende ich zur Stimulation dieses Segmentes Bewegungen im Hüft- und Kniegelenk. Die Genitalien werden, auf Grund von klar definierten ethischen Grenzen der Körperpsychotherapie[34], nicht berührt.

Auf der Rückseite des Körpers, in der Seitenlage leicht erreichbar, bietet sich uns das Kreuzbein als besonderer Ort für die Berührung an.

Der Name des Kreuzbeines (lateinisch: os sacrum – das heilige Bein; griechisch: hieron osteron) deutet schon auf seine Besonderheit unter den Knochen hin. Es wurde bereits von den Ägyptern als Sitz einer besondern Energie angesehen. Völker des Mittleren Ostens glaubten daran, dass der ganze Körper aus diesem Bein neu entstehen könne. Berührungen und Wärme in diesem Bereich der unteren Wirbelsäule haben Einfluss auf Organsysteme im Segment, also auf die Sexualorgane, den Sitz der Zeugung. Daher erklärt sich vielleicht die Bezeichnung „heilig", da die Schöpfungskraft immer als etwas Heiliges angesehen wurde.

Die kraniosacrale Therapie widmet sich besonders der Arbeit am Kreuzbein (Upledger 1991). Ich möchte hier nicht weiter darauf eingehen, sondern später im Kapitel 14 „Grenzbereiche". Vorne am Kreuzbein treten jene Nervenfasern aus, die den Bauch und Beckenraum vegetativ steuern. Eine Berührung am Kreuzbein wird relativ bald die Psychoperistaltik in Bewegung setzen. Wir kennen zwei Arten von (auch gut akustisch wahrnehmbaren) Bewegungen des Darmes: Bei der Verdauung entsteht die Verdauungsperistaltik, bei der Entladung von Energie in den Darm die Psychoperistaltik, die

---

34   Siehe den Ethikkode der European Association for Bodypsychotherapy (www.eabp.org).

als Erste von Gerda Boyesen (Boyesen und Bergholz 2004) beschrieben wurde. Grundsätzlich sei darauf hingewiesen, dass leichte Massage an allen Körperstellen, an denen es Verspannungen gibt, diese Psychoperistaltik auslösen kann.

Weitere Möglichkeiten der Spannungsentladung

Damit haben wir hier eine weitere Form kennen gelernt, wie der Körper seine Spannung abbauen kann. Welche Formen gibt es noch? Ich habe im Zusammenhang mit der Muskelspannung die Spannungsladungsformel Reichs und die Abgabe von Wasser durch den Organismus bei Stress erwähnt. Eine weitere Möglichkeit, im Rahmen der Therapie Spannung zu entladen, ist der Ausdruck von Emotionen. Für Wilhelm Reich war die Funktion des Orgasmus die Möglichkeit des Organismus, sich zu entladen. Jedoch jede vollständige emotionale Entladung wie Lachen, Weinen, Schreien oder Wutausbrüche haben einen ähnlichen Effekt. Der Orgasmus bleibt aber sicherlich die vollständigste Entladungsmöglichkeit. Ich sprach bereits über den Orgasmusreflex beziehungsweise, wie Reich ihn später nannte, den Lebensreflex.

Dieser Reflex ist auch während körperpsychotherapeutischen Sitzungen beobachtbar. Nach vegetativen Reaktionen, wie etwa Schwitzen und Muskelzittern, finden am Ende Ausbruches auf der Gefühlsebene ein Schmelzen, auf der körperlichen Ebene eine Pulsationswelle statt, die den ganzen Körper durchläuft. Bei der nicht blockierten Ausatmung sinkt der Kopf ein wenig zurück, die Spitze des Steißbeines wird leicht angehoben.

Einige Worte zur Dauer eines starken Gefühlsausbruches: Dieser Vorgang dauert, wenn er nicht unterbrochen wird, maximal 20 Minuten. Wird er immer wieder durch Zurückhalten unterbrochen, so kommt es zu keiner vollständigen Entladung. Das Gefühl kann immer wieder von neuem einsetzen. Dies hat eine Bedeutung für die Zeiteinteilung innerhalb einer Therapiestunde, die meist mit 50 Minuten angesetzt wird. Optimalerweise kommen wir zur Entladung von starken Emotionen nach 20 Minuten, um dann genügend Zeit zu haben, das Erlebte zu besprechen. Ein starker Gefühlsausbruch knapp vor dem Schluss der Stunde bringt uns in Schwierigkeiten, die Stunde rechtzeitig beenden zu können. Vor allem dann, wenn im Wartezimmer bereits der nächste Patient sitzt.

Doch zurück zum Kreuzbein: Eine interessante Stelle sind die Illeosacralgelenke. Bei Beckenblockierungen finden sich oft auch Blockierungen dieser Halbgelenke. Dies ist allerdings für den Patienten nicht wahrnehmbar. Berührungen an diesen speziellen Stellen erinnern den Körper an sein Ungleichgewicht, in dem er sich durch die Blockierung befindet. Diese Berührungen können manchmal, ohne einen manualtherapeutischen Eingriff, die Blockierung lösen. Ich erinnere nochmals daran, dass wir in der Körperpsychotherapie nicht eine muskuläre oder Gelenksblockierung mechanisch beseitigen wollen, sondern über die Wahrnehmung die Selbstregulation wieder in Gang bringen. Wir müssen dies den Organismus nicht lehren, er erinnert sich von selbst wieder daran.

Oberhalb des Kreuzbeines befinden sich die Lendenwirbelkörper, die auf den Bauch und das Beckensegment Bezug haben. Nicht nur deshalb, weil das Gewicht der Wirbelsäule auf der letzten Bandscheibe ruht, wird diese so oft lädiert. Beckenblockierungen aufgrund der Unterdrückung von aggressiven und sexuellen Gefühlen verändern das Bewegungsmuster unserer Wirbelsäule und erzeugen unphysiologische Belastungen unserer Bandscheiben, die dann irgendwann ihre Funktion aufgeben und zerreißen (Bandscheibenvorfall).

Es wird dem Leser aufgefallen sein, dass ich die Arme und Hände, Ausstülpungen des Brustsegmentes nach Reich, ebenso die Beine und Füße, Ausstülpungen des Beckensegmentes, noch nicht beschrieben habe. Dies will ich jetzt nachholen.

Arme und Hände

Die Arme und Hände als Fortsetzung des Brustsegmentes, also des Segmentes, das mit der Herzenergie – Gefühlen wie Liebe und Sehnsucht –, aber auch mit der Aggression zu tun hat, ermöglichen auch im wörtlichen Sinne, diese Gefühle mit den Händen auszudrücken. Feine Berührungen der Fingergelenke fördern den Energiefluss vom Zentrum in die Peripherie. Berührungen am Handgelenk stimulieren die Hals- und Nackenregion, sanfte Berührungen am Ellenbogengelenk beruhigen, weil sie aufs Zwerchfell wirken. Berührungen am Schultergelenk stimulieren das Becken, weil hierzu Verbindungen bestehen.

Auf Akupressurpunkte im Bereich der Hand möchte ich hier nicht weiter eingehen, sie wären eine eigene Abhandlung wert, gemeinsam mit den Akupressurpunkten an den Füßen als auch den Hand- und Fußreflexzonen. Ich verwende einige von ihnen, von denen ich aus eigener Erfahrung weiß, dass sie wirksam sind, andere wiederum nicht, da mich ihre Wirksamkeit nicht überzeugt hat.

Beine und Füße

Zu den Beinen und Füßen: Sie gehören zum Beckensegment. Berührungen an den Hüftgelenken und Kniegelenken stimulieren das Becken und die dort zurückgehaltenen Gefühle. Dem Fußgelenk steht wieder eine Sonderstellung zu: In der Gelenk-kapsel des oberen Sprunggelenkes sind Rezeptoren vorhanden, die mit dem Kleinhirn verbunden sind. Das Kleinhirn ist für unseren Gleichgewichtssinn, unsere Stellung im Raum verantwortlich. Neigungen im Sprunggelenk von nur einem Grad werden sofort durch entsprechende Reaktionen des Kleinhirns beantwortet, damit wir nicht unsere aufrechte Haltung verlieren. Natürlich steht dieses Gelenk, da es sehr beansprucht wird, unter ständigem Stress. Berührungen, wie das Umgreifen mit dem Daumen und dem Zeigefinger, lösen Beruhigung und Entspannung aus.

Druck auf die Waden lässt dort festgehaltene Wut spürbar werden.

Abschließende Anmerkungen

Damit habe ich spezifische Berührungszonen am Körper beschrieben, die einen Teil meiner Ausbildung, aber auch einen Teil meiner persönlichen Erfahrung darstellen. Geringe, aber nicht entscheidende Variationen von Person zu Person sind zu beobachten. So wie bei der Körperpsychotherapie überhaupt, reagieren nicht alle Menschen gleich auf Berührungen. Das bedeutet aber auch, dass sich nicht alle Menschen gleichermaßen gut für Körperpsychotherapie eignen. Eine permanente Abspaltung der Gefühle und eine starke Distanzierung vom eigenen Körper können diese Form der Therapie unmöglich machen. Mit etwa 10 % meiner Patienten arbeite ich nur verbal.

Erfahrene Psychotherapeuten wissen, dass es nicht nur eine Methode gibt, die auf alle Patienten gleich gut anwendbar ist. Nachdem ich über 20 Jahre als ärztlicher Leiter eine psychotherapeutische Ambulanz führte, in der durch meine zuletzt 16 Mitarbeiter fast alle psychotherapeutischen Methoden vertreten waren, gelangte ich zu folgenden Schlüssen: Nachdem es zunächst methodische Konkurrenzkämpfe und Diskussionen mit meinen Kollegen gab, kamen wir überein, Patienten mit spezifischen Störungen zu ganz bestimmten Therapeuten, die eine spezielle Methode vertreten, zu überweisen. Oft ging es aber gar nicht um die Methode, sondern um die Person des Therapeuten, von der wir wussten, dass sie mit gewissen Störungen besonders gut arbeiten konnte. Denn zwei Analytiker, zwei Gestalttherapeuten oder zwei Verhaltenstherapeuten können jeweils einen relativ unterschiedlichen Stil in ihrer Arbeit entwickelt haben. Dadurch gibt es, außer in Lehrbüchern, nicht DEN Psychoanalytiker oder DEN Gestalttherapeuten. Jeder entwickelt die Methode durch seine Persönlichkeit und Erfahrung zu einem eigenen Stil.

12. Arbeit an den reichschen Segmenten

Im vorhergehenden Kapitel habe ich mich mit den reichschen Segmenten beschäftigt, jedoch nur die Wirkung von Berührungen in diesen Bereichen beschrieben. Jetzt möchte ich eine Beschreibung der durch die Patienten aktiv ausgeübten Techniken in den betreffenden Segmenten anschließen, die für mich im Laufe der Jahrzehnte als Instrument bei der Arbeit vor allem an harten Strukturen wirksam und gut anwendbar geblieben sind. Sie werden zur Aufladung oder zur Einleitung der Entladung im Sinne der Spannungsladungsformel verwendet.

Hierbei handelt es sich nicht um eine vollständige Aufzählung aller Techniken, die ich je erfahren oder erlernt habe, sondern um eine Selektion in Bezug auf eine sinnvolle und ökonomische Anwendung.

Die Atmung

Atmung ist Ausdruck von Leben und Lebendigkeit. Keine Form der Körperarbeit kommt ohne die Fokussierung auf die Atmung aus. Die Unterdrückung der Atmung ist eine starke Hemmung der Wahrnehmung von Gefühlen. Besonders die Stimulation der Atmung im oberen Teil des Brustkorbes fördert stark das Bewusstsein von Gefühlen und deren Ausdruck. Ich halte die Patienten an, den Schwerpunkt der Atmung auf die Ausatmung zu legen. Die Einatmung geschieht von selbst. Oft ist die offensichtliche Kontrolle der Ausatmung für den Patienten überhaupt erst spürbar, wenn er gleichzeitig einen Ton während der Ausatmung zulässt. Tiefe Töne stimulieren den Bauchraum und das Becken, hohe Töne kippen oft in kindliches Schluchzen um und stimulieren das Augensegment.

Besonders am Anfang der Therapie achte ich darauf, dass der Patient nicht in eine Hyperventilation gerät. Wenn er sie nicht gewohnt ist, entsteht Angst. Wenn er mit dem Phänomen vertraut ist und weiß, dass er durch das Hyperventilationssyndrom hindurchgehen kann, ohne Schaden zu nehmen, kann er Grenzerfahrungen machen, wie sie etwa beim Holotropen Atmen nach Stanilslav Grof angestrebt werden (Walch 2002), was nicht gefährlich ist. Es gibt eine Gegenanzeige gegen Hyperventilation: die Neigung zu epileptischen Anfällen. Der epileptische Patient hat eine Narbe im Gehirn, die oft schon während des Geburtsvorganges, beim Übereinanderschieben der Scheitelbeine und dem dabei erfolgten Abriss kleiner Venen entstanden ist. Die Narbe kann so klein sein, dass sich im EEG kein Hinweis findet. Die Narbe kann auch Folge eines Schädelhirntraumas sein, etwa nach einem Verkehrsunfall. Narben sind elektrisch stärker geladen als ihre Umgebung. Damit dieser elektrische Impuls sich nicht ungebremst über das ganze Gehirn ausdehnen kann (Anfall), müssen die umgebenden Zellen eine Gegenaktivität ausüben. In bestimmten Situationen wird aber der elektrische Impuls stark aktiviert – beziehungsweise die Isolationsarbeit der Nachbarzellen reicht nicht mehr aus, so dass sich der Impuls ausbreitet. Dies geschieht etwa nach dem Konsum von Alkohol, bei Schlafentzug, unter Flackerlicht und eben bei der Hyperventilation. Nicht alle epileptischen Patienten reagieren aber auf diese Reize mit erhöhter Krampfbereitschaft. Ich empfehle meinen Ausbildungskandidaten, sich bei einem Patienten mit Epilepsie den EEG-Befund des Patienten bringen zu lassen. Sie müssen nichts vom EEG verstehen, sollten aber auf folgende Zeile achten: „Hyperventilation". Bei jeder elektroencephalographischen Untersuchung wird der Untersuchte aufgefordert zu hyperventilieren und es wird im Befund vermerkt, ob er darauf mit erhöhter Krampfbereitschaft reagiert. Falls dies der Fall ist, werden wir den Patienten nicht hyperventilieren lassen. Über das erstmalige Auftreten eines epileptischen Anfalles während einer Psychotherapiesitzung bei einem Patienten, der ein schweres Schädelhirntrauma hatte, habe ich bereits an anderer Stelle berichtet (Bolen 1994).

Wenn der therapeutische Prozess zu laufen beginnt, wird die Atmung automatisch etwas rascher und tiefer. Wir brauchen den Patienten nicht mehr dazu aufzufordern. Hinweise zum Stoppen der Hyperventilation wurden bereits bei der Beschreibung des hysterischen Charakters (siehe Kapitel 9) gegeben.

Wenn wir die Aufmerksamkeit auf ein bestimmtes Segment oder eine bestimmte Stelle im Körper lenken wollen, so sollte dies während der Ausatmung geschehen. Ich empfehle sich vorzustellen, dass ein warmer Strahl gegenläufig zur Luft, die gerade ausgeatmet wird, zu dem gewünschten Ort hinströmt. Magda Proskauer (Proskauer 1994) war nach meinem Wissensstand die Erste, die das Lenken der Atmung an schmerzhafte Stellen empfahl, etwa um diese Schmerzen zu beeinflussen. Sie schlug ihren Patienten vor, sich vorzustellen, dass an der betreffenden schmerzhaften Stelle so etwas wie ein Ventil vorhanden sei, durch das die Luft ausgeatmet werden konnte.

Der normale Atemrhythmus besteht aus drei Abfolgen: Einatmung, Ausatmung, Pause. Die Aufmerksamkeit wird bei verschiedenen Anwendungen auf eine der drei Sequenzen gerichtet. Hyperventilation bedeutet die Aufeinanderfolge von Einatmen und Ausatmen ohne Pause. Dies wird auch das verbundene Atmen genannt. Die Aufmerksamkeit auf die Pause wird bei Meditationsübungen zur Zentrierung empfohlen. Mittels langsamen Atmens kann eine Distanzierung zu überstarken Emotionen erreicht werden, indem wir etwa bei jeder der drei Phasen zwei Sekunden verweilen. Diese bewusste Distanzierung, auch Dissoziation genannt, wenden wir zum Beispiel an, wenn traumatische Erinnerungen einen solchen Intensitätsgrad erreicht haben, dass der Patient abzuspalten droht, weil er die Stärke der Emotion nicht mehr ertragen kann. Wir verwenden also die bewusste Steuerung der Atmung während des therapeutischen Prozesses, um damit verschiedene Effekte zu erzielen.

Arbeit am Augensegment

Aufladung: Wir fordern den Patienten auf, unserem Finger nachzublicken, den wir horizontal – hin und her – und diagonal – auf und ab – bewegen. Die Mobilisation bringt die hier gespeicherten und blockierten Gefühle an die Oberfläche. Diese Technik kann auch zur Auflösung von Kopfdruck oder einem Schwindelgefühl angewendet werden, die während der Körperarbeit auftreten können. Schon während der ersten bewussten Atemzüge steigt Energie von tieferen Regionen in den Kopf, was wir auch an einer Rötung der Wangen und Ohren beobachten können. Wenn dabei die Augen geschlossen oder starr und unbeweglich gehalten werden, kann die emotionale Energie nicht durch die Augen ausgedrückt werden und es kommt zu den beschriebenen Symptomen.

Der stärkste Auslöser für Gefühle ist natürlich der Kontakt zum Therapeuten. Dieser kann auf drei Arten stattfinden: durch akustische Kommunikation, durch Berührung und durch den Blick.

Dieses In-die-Augen-Blicken wird oft ängstlich vermieden. Projektionen, wie der strenge Blick des Vaters oder der Mutter, die jede Lüge sofort durchschauen, oder das Gefühl des Bloßgestelltseins lassen den Blick gesenkt sein. Neugierige Blicke wurden oft in der Kindheit bestraft.

Eine Angst vor dem „bösen Blick" gibt es in allen Kulturen. Der österreichische Verhaltensforscher Otto Koenig beschäftigte sich ausführlich mit diesem Phänomen (Koenig 1970). Er beschrieb die Bedeutung des Paisleymusters – im alten Persien auf Teppichen und Stoffen abgebildet, auch Miribota genannt – zur Abwehr des bösen Blickes. Das dort sichtbare Augensymbol findet sich sowohl am Bug von Schiffen im Mittelmeer als auch auf Uniformstücken verschiedener Armeen, in Ohrgehängen und Krawattenmustern – mit immer der gleichen Funktion: Das Augensymbol wehrt den bösen Blick eines anderen Auges ab. Ich denke weiters an die Abwehr dieses Blickes durch Handzeichen in Italien oder an aufgenähte kleine Spiegel an den Kleidern orientalischer Frauen. Wenn afrikanische Jäger der Antilope mit ihrem Speer den Todesstoß geben, halten sie gleichzeitig ihren Schild vor ihre Augen, um nicht vom bösen Blick des sterbenden Tiers getroffen zu werden. Füsiliere verbinden auch die Augen von Verurteilten nicht aus Barmherzigkeit, sondern aus dem gleichen Grund, nämlich der Angst aus dem letzten Blick des Sterbenden.

Durch das Auge können alle Emotionen ausgedrückt werden: Trauer, Sehnsucht, Freude, Wut, Misstrauen (der seitliche Blick) und natürlich Liebe.

Damit wir einen Blick als aggressiv empfinden, müssen beide Augen auf uns gerichtet und der Blick fokussiert sein, denn dadurch entsteht der dreidimensionale Effekt des Sehens.

Dieser Ausdruck der Bedrohung verändert sich sofort, wenn die Augen nicht gerade auf uns gerichtet sind, sondern der Kopf des Gegenübers zur Seite geneigt ist (wie die Geste der freundlichen Begrüßung oder der netten Kontaktaufnahme mit seitlich geneigtem Kopf zeigt). Zum gezielten Sprung nach vorne brauchen wir, ebenso wie die Raubtiere, den gerade auf das Ziel gerichteten Kopf und die gestreckte Halswirbelsäule (siehe Kapitel 6, Gelenke der Halswirbelsäule). Otto Koenig berichtete davon, dass wir uns wilden Antilopen in der freien Natur nur auf eine bestimmte Distanz nähern können, dann lösen wir einen Fluchtreflex aus. Neigen wir aber unseren Kopf zur Seite, können wir viel näher herankommen. Die Antilopen nehmen wahr, dass wir nicht in ihre Richtung sprungbereit sind. Den gleichen Effekt können wir erreichen, wenn wir ein Auge bei der Annäherung geschlossen halten. Die Antilope nimmt wahr, dass wir nicht dreidimensional sehen können und damit weniger gefährlich sind. Dieses Schließen eines Augenliedes (das Augenzwinkern) verwenden wir in unserer Kommunikation auch beim Flirten. Wir deuten damit unsere freundliche, nicht aggressive Haltung an.

Blickt der Patient in die Augen des Therapeuten, ist es wichtig, ihm bewusst zu machen, dass er sich jederzeit abwenden kann, wenn er will. Er muss nicht starren. Die Aufforderung kann zum Beispiel lauten: „Kommen Sie mit Ihren Augen her, wenn Sie das Bedürfnis haben, und gehen Sie jederzeit wieder weg, wenn es genug ist."

Dieses unfreiwillige Haften- oder Klebenbleiben ist auch bei der Berührung ein häufig zu beobachtendes Phänomen. Wir spüren ganz genau, wann es genug ist, wann sich der Impuls zur Kontaktaufnahme geändert hat und wir uns lösen wollen. Dennoch bleiben wir oft länger in Kontakt, aus Höflichkeit oder weil wir befürchten, der andere könnte den Rückzug falsch interpretieren, gekränkt sein oder auf uns böse werden. Es ist ein Grundsatz meiner Therapie: „Immer, wenn du wahrnimmst, dass das, was du gerade tust, nicht deiner Intention entspricht, habe den Mut und höre im gleichen Augenblick damit auf!"

Sehstörungen

Die chronische Kontraktion der vier geraden Augenmuskel verformt unseren Augapfel derart, dass das Bild eines betrachteten Gegenstandes auf einen Punkt vor unserer

Netzhaut trifft. Das Ergebnis ist Kurzsichtigkeit. Bei der Anspannung der zwei schrägen Augenmuskeln, die der Drehung des Augapfels dienen, entsteht eine Verformung des Augapfels auf solche Weise, dass das Bild auf einen Punkt hinter der Netzhaut trifft. Das Ergebnis ist Weitsichtigkeit.

Das Auftreten von Sehstörungen in der Kindheit oder in der Pubertät fällt immer mit mehr oder weniger dramatischen Lebensumständen zusammen. Man kann es sich körperpsychotherapeutisch so erklären, dass wir unbewusst auf unscharf stellen, weil das, was wir sehen, zu bedrohlich ist.

Auch Schielen kann so erklärt werden[35]. Wenn die Augenachsen nicht parallel sind, entstehen Doppelbilder. Diese Irritation wird nach kurzer Zeit von unserem Zentralnervensystem korrigiert, indem das Doppelbild unterdrückt wird und wir dann nur mehr mit einem Auge wahrnehmen. Wir können nicht mehr räumlich sehen, und wieder entsteht der Effekt: Zweidimensionale Bilder sind weniger bedrohlich als dreidimensionale. Aus diesem Grund wird bei Kindern, bei denen eine Schieloperation geplant ist, abwechselnd das eine und dann das andere Brillenglas zugeklebt, damit nicht das Doppelbild unterdrückt wird und das räumliche Sehen erhalten bleibt.

Augenübungen haben recht eindrucksvolle Erfolge bei der Korrektur von Sehstörungen gezeigt; hier sei auf die spezifische Literatur hingewiesen (Scholl und Selby 2001).

Arbeit am Kiefersegment

Wie bereits besprochen, können im Kiefersegment Aggressionen festgehalten werden. Angespannte Kaumuskel, nächtliches Zähneknirschen und der Impuls, Kaugummi zu kauen, um etwas von dieser Spannung abzubauen, sind ein Hinweis dafür. Die Aufforderung, durch den offenen Mund zu atmen, die Zähne zu zeigen, den Kiefer vorzustrecken, Massage der Kaumuskeln und Massage im Nacken machen diesen Aggressionsstau bewusst.

Früher wurden auch Techniken verwendet, im Mund selbst zu arbeiten. Es ist dies aber eine sehr invasive Technik (siehe meine Hinweise auf Erinnerungen an sexuelle Gewalt), von der ich abgekommen bin. Im Zeitalter von AIDS könnten wir dies auch nicht ohne Handschuhe tun.

Boadella (1991) wies darauf hin, dass in der Muskulatur der Nackenregion die Verbindung zwischen dem Denken und dem Handeln liegt. Dies bedeutet bei deutlicher

---

35 Ich erinnere an ein Beispiel von Reich, dem es gelang, ein jahrelang bestehendes Schielen bei einem Knaben zu unterbrechen. Ich habe dies selbst bei meinen Patienten öfters beobachten können; das Schielen setzt allerdings nach kurzer Zeit wieder ein.

Stimulation dieser Muskulatur, dass Handlungsintentionen mit einem Male in den motorischen Ausdruck dieser Handlungen übergehen können.

In ein Handtuch beißen zu lassen ist eine Möglichkeit, der starken Wut Ausdruck verleihen zu können. Es ist aber wichtig, sich vorher zu informieren, ob der Patient nicht Teilprothesen, Brücken oder ähnlichen Zahnersatz trägt, der dabei beschädigt werden könnte. Der Kieferdruck ist gewaltig, er beträgt 60 kg pro Quadratzentimeter.

Die Qualität des Kieferausdrucks hat mich einmal bewogen, die Menschen in zwei Charaktertypen zu unterteilen: In die Beißer und Sauger, also in aggressive Charaktere und in scheue, selbstunsichere und bedürftige.

Perls hat sich mit der oralen Aggression ausführlich in seinem ersten Buch (Perls 2000) beschäftigt. Was ich davon mitgenommen habe, ist seine Metapher des Lernens. Das Lernen funktioniert wie die Nahrungsaufnahme. Wenn wir uns einen Lernstoff einverleiben wollen, müssen wir ihn zunächst wie beim Essen mit den Zähnen zerkauen, zerstören. Erst dann sollten wir ihn herunterschlucken. Sonst kann er nicht assimiliert (durch den Organismus aufgenommen) werden. Wenn wir ihn unzerkaut hinunterschlingen, bleibt er uns im Magen liegen. Wir müssen ihn entweder erbrechen oder wir werden ihn unverdaut ausscheiden. Wir sollten den angebotenen Stoff aber auch nicht gleich ausspucken. Der richtige Vorgang besteht darin, an dem Dargebotenen zu schmecken, zu riechen und daran wie an einem Knochen zu kauen. Wenn es uns schmeckt, können wir es zerkaut schlucken, wenn nicht, sollten wir es ausspucken.

Ausbildung in psychotherapeutischen Schulen

Ich fordere meine Ausbildungskandidaten auf, dies mit den Lerninhalten zu tun, die ich ihnen anbiete. Es ist nicht notwendig, sich das Gelernte kritiklos einzuverleiben. Die Kandidaten müssen eigene Erfahrungen machen, experimentieren, ausprobieren. Die gemachten Erfahrungen sind dann der Schatz, den sie mitnehmen. Das Gelernte muss zu ihrem eigenen Wissen werden. Ich strebe nicht an, Schüler zu haben, die genauso arbeiten wie ich. Sie wären bestenfalls gute Plagiate, keine Originale. Jeder wird, wenn er seine Erfahrungen gemacht hat, seinen eigenen Stil entwickeln. Innerhalb unseres Arbeitskreises für Emotionale Reintegration ist dafür ausreichend Platz vorhanden.

Früher waren die Regeln innerhalb von Ausbildungsschulen oft sehr strikt. Es wurde nur geduldet so zu arbeiten, wie der Lehrer es vorgab. Die Folge war, dass die stärksten und begabtesten Schüler sich abspalteten und ihre eigene Schule gründeten. Jetzt haben wir eine unübersehbare Anzahl von Psychotherapieschulen auf der Welt, die sich oft nicht wesentlich untereinander unterscheiden. Beispiele solcher Abspaltungen finden wir zum

Beispiel in der frühen Zeit der Psychoanalyse: Reich, Jung, Adler, Rank, Perls, um nur einige zu nennen, gingen ihre eigenen Wege.

Ich sehe unseren Beruf der Psychotherapie wie den einer mittelalterlichen Zunft. Der Schüler beginnt bei seinem Meister als Lehrling. Er wird zum Gesellen ausgebildet, macht seine Gesellenprüfung und dann ist es Zeit wegzugehen und bei anderen Meistern in die Schule zu gehen. Man nannte das früher die Lehr- und Wanderjahre. Dann kommt der Schüler zu seinem Meister zurück und legt die Meisterprüfung ab. Ab dann sind sie im gleichen Rang innerhalb der Zunft vereinigt.

Der Begriff Meister erhielt sich in östlichen spirituellen Richtungen, bei uns bei handwerklichen Berufen. Innerhalb der Psychotherapie wird er vermieden. Narzisstischer westlicher Stolz empfindet den Titel Meister oft als Anmaßung, man möchte sich nicht gerne jemandem unterordnen. Es besteht ein Misstrauen gegenüber den Vätern. Die frühe Vaterrivalität lässt Oedipus versuchen seinen Vater symbolisch zu töten. Und doch kann die Initiation zum Mann und später selbst zum Lehrer nur durch einen Meister erfolgen. Das symbolische Töten des Meisters bewirkt ein „missing link" in unserer Entwicklung. Nur so kann die folgende Geschichte aus dem antiken Japan verstanden werden:

> Nachdem ein sehr begabter Schüler lange Zeit bei seinem Meister den Schwertkampf gelernt hatte, trat er eines Tages auf ihn zu und forderte ihn zum Zweikampf auf. „Ich bin besser geworden als du", sagte der Schüler. „Ich brauche keinen Meister mehr." Beide nahmen Holzschwerter und es kam zu einem Schlagabtausch. „Ich habe gewonnen", sagte der Schüler. „Du hast verloren", erwiderte der Meister. Der Schüler wurde wütend und forderte den Meister auf, den Waffengang mit scharfen Schwertern zu wiederholen. Es erfolgte eine rasche Attacke des Schülers und der Meister wurde durch das Schwert des Schülers in der Mitte gespalten. „Ich habe doch gewonnen", wiederholte triumphierend der Schüler. „Du hast verloren", sagte der Meister und starb.

Der Schüler hatte das Wichtigste verloren, was er im Leben besaß: die Liebe und Freundschaft seines Meisters. Die Funktion des erfahrenen Meisters ist das Beraten der Jüngeren zum Wohle der Gemeinschaft innerhalb der Zunft. Rivalität spielt bei ihm keine Rolle mehr.

Dazu passt ein Aphorismus der Indianer vom Stamm der Hopi, der folgendermaßen die Entwicklung des Mannes beschreibt: Der Jüngling gehört der Mutter. Der Krieger gehört sich selbst. Der Häuptling gehört dem Stamm.

Arbeit am Halssegment

Das Halssegment hat die Funktion der Kommunikation, da es den Kehlkopf mit den Stimmbändern enthält. Die Stimme stellt nach Boadella die Verbindung zwischen Denken und Fühlen dar (Boadella 1991). Er nennt sie die Verbindung zwischen Kopf und den Eingeweiden.

Wir fordern den Patienten zum Tönen auf, was kathartische Funktion haben kann. Der Ton soll möglichst die ganze Zeit während der Ausatmung gehalten werden. Wir ermuntern unsere Patienten auch laut zu werden, den Raum mit ihrem Ton zu füllen und selbst auf den Tonfall zu hören, wahrzunehmen was er an Gefühl ausdrückt.

Zur Kontaktaufnahme mit unserem Zentrum im Bauch dient der so genannte „deep float": ohne zu pressen den tiefsten Ton zuzulassen, der uns möglich ist, und ihn lange zu halten. Hohe Töne stimulieren, wie bereits erwähnt, das Augensegment und frühe kindliche Erinnerungen. Sehr häufig führt ein ganz hoher Ton zu einem kindlichen Schreien oder Schluchzen.

Das lange „Haaa", stimuliert den Brustkorb, die kurzen explosiven „Ha, Ha, Ha" das Zwerchfell. „Huuu", auch mit der gleichzeitigen optischen Vorstellung des Buchstaben U, stimuliert die tiefsten Regionen unseres Bauches und Beckens.

Gefühle zu benennen verstärkt das Empfinden. Wir ermuntern unsere Patienten, durch die Stimme, manchmal in Kombination mit den emporgehobenen ausgestreckten Armen z.B. Sehnsucht auszudrücken. Oder wir lassen sie (aus dem Kontext des therapeutischen Prozesses heraus) die Augen schließen und sich das Gesicht vom Vater oder von der Mutter vorzustellen. Dann fordern wir sie auf, nach ihnen zu rufen. Die auftretenden Gefühle wie Sehnsucht oder Aggression unterstützen wir in ihrem stimmlichen Ausdruck, wie dem tiefen Schluchzen oder dem wütenden Schreien.

Wenn wir während der Körperarbeit feststellen, dass freie Atmung, Bewegung und Stimme vorhanden sind, sind wir auf dem richtigen Weg.

Arbeit am Brustsegment

Panzerung im Brustsegment geschieht vor allem durch die großen Brustmuskeln (Musculus pectoralis maior). Eine Stimulation der Herzgegend löst zurückgehaltene Emotionen aus, wie Sehnsucht nach Liebe, Verletzungen durch Liebesentzug, Verlassenheitsgefühle und verletztes Urvertrauen, sich emotional zu öffnen.

Unser Herz ist nicht nur eine Muskelpumpe, alle Kulturen dieser Erde projizieren Gefühle der Liebe in diese Körperregion. Erst das ungepanzerte Herze vermag Liebe, die andere ausstrahlen, zu empfangen. Wir nennen dies das Sehen mit dem „ersten Auge". Man kann das Herz auch als „das erste Auge" bezeichnen. Das zweite wäre unser optischer Sinnesapparat, das „dritte Auge" wäre jener spirituelle Punkt, der sich auf der Stirn in der Höhe der Hypophyse befindet.

Das Brustsegment enthält auch einen Großteil unserer Atemmuskulatur. Eine Stimulation der Atmung bedeutet Arbeit an diesem Segment. Dies kann durch Druck auf die Atemmuskulatur (äußere Zwischenrippenmuskel) oder durch die Aufforderung, bewusst stärker in den Brustkorb zu atmen, erfolgen.

Eine Übung, synchron mit der Einatmung die Hände bei locker ausgestreckten Armen nach außen zu drehen und bei der Ausatmung wieder nach innen, macht eine Einschränkung der Atmung durch angespannte Muskel bewusst.

Zwei wichtige symmetrisch angeordnete Muskel, die sich zwischen den Schulterblättern befinden (Mm. Rhomboidei) sind für die Arbeit am Brustsegment wichtig. Sind sie angespannt, halten sie das Ausstrecken der Arme (wie etwa in der Geste, wenn das Baby seine Ärmchen der Mutter entgegenstreckt) zurück. Wenn wir diese Bewegung, dieses Ausstecken, den Patienten durchführen lassen, erinnert es ihn an die durch die angespannten Muskel zurückgehaltenen (im wörtlichen Sinne) Gefühle. Auch eine langsame Bewegung der ausgestreckten Arme im Liegen, gleichsam in Zeitlupe, bis zu ihrem Zusammentreffen in der Mitte bei geschlossenen Augen, bringt uns an diese Gefühle heran.

Die Mm. Rhomboidei halten aber nicht nur die sanften Bewegungen der Arme nach vorne, sondern auch den aggressiven Stoß nach vorne zurück. Bei der Arbeit an diesem Muskel durch Druck oder Massage können auch diese Impulse wieder bewusst werden.

Der Muskulus serratus lateralis ist ein Muskel, der zusammen mit dem großen Brustmuskel für die Bewegung des Schwertschlages verantwortlich ist. Arbeit (Druck, Massage) an diesem Muskel macht die Hemmung dieser Bewegung bewusst. Auch die horizontale Bewegung wie beim Schlag mit dem Racket auf einen Tennisball kann durch diese unbewusst kontrahierte Muskulatur gebremst sein.

Arbeit am Zwerchfell

Dieses Segment stellt nach Boadella die Verbindung zwischen Fühlen und Handeln dar.

Das Zwerchfell ist der Hauptatemmuskel unseres Körpers, den wir uns wie eine Kuppel vorstellen können, die sich bei der Kontraktion während der Einatmung nach unten hin verkleinert. Dadurch wird die Leber in den Bauchraum gedrängt, bei der Einatmung wölbt sich daher die Bauchdecke nach außen. Interessanterweise können wir bei manchen Charakterstrukturen, besonders bei den schizoiden, ein umgekehrtes Atemmuster beobachten, dass sich also der Bauch bei der Einatmung einzieht und nicht vorwölbt.

Ob das Zwerchfell blockiert ist oder nicht, können wir bei stehenden Patienten an einer freien Flankenatmung beobachten. Der untere Teil der Rippen wölbt sich bei der Einatmung nach außen.

Über Berührungen im Zwerchfellsegment und Massagetechniken am Rippenbogen habe ich bereits im vorigen Kapitel berichtet.

Die „via regia", eine Zwerchfellblockierung, zu lösen ist, wenn es uns gelingt, den Patienten zum Lachen zu bringen. Das so genannte „zwerchfellerschütternde" Lachen löst jede Blockade.

Das blockierte Zwerchfell bedeutet Kontraktion durch Angst. Der Körper wird bei Angst in der Körpermitte zusammengeschnürt. Das deutsche Wort Angst leitet sich von dem lateinischen Wort angustia, Enge, ab. Der Energiefluss zwischen Brustkorb und Bauchraum wird bei dieser Kontraktion unterbrochen. Die sich dort befindenden „tiefen" Gefühle werden „unten" festgehalten. Es geht dabei um Aggression und Sexualität, aber auch um den Kontakt zu unserem Hauptenergiezentrum im Bauch.

Arbeit am Bauchsegment

Aktive Arbeit im Bereiche des Bauchsegmentes ist das Hineinspüren in den Bauch während der Ausatmung und die Visualisation dessen, was darin festgehalten wird. Beschrieben werde Knoten, schwarze Steine, Leere, Dunkelheit und Ähnliches. Ich lasse den Patienten diesen Objekten eine Stimme geben. Dadurch kommt es zu einer Identifikation mit dem Inhalt der Visualisation. Der nächste Schritt ist ein Dialog zwischen dem Patienten und dem Objekt zum Zweck der Kontaktaufnahme mit dem nach Perls abgespaltenen Anteil des Selbst. Perls verwendet den Begriff der Abspaltung des Selbst in seiner „Emmentaler Theorie" als Außenprojektion von unangenehmen und unattraktiven Anteilen von uns auf andere. Die Gestalttherapie sieht es als ihre Aufgabe an, diese abgespaltenen Teile wieder in das Selbst zu integrieren. Die Löcher im Käse werden wieder geschlossen.

Die im Bauch festgehaltenen Gefühle werden durch diese Technik erkannt, akzeptiert und durch das Zulassen ihres Ausdruckes wieder integriert. Der Ausdruck erfolgt durch den Blick, die Stimme und durch körperliches Ausagieren.

Das Ausagieren von Wut innerhalb des therapeutischen Settings erfordert einige Erfahrung, damit weder der Patient noch der Therapeut zu Schaden kommen. Wenn es sich bei dem Therapeuten um einen Mann handelt, kann er auch einem kräftigen Patienten die Hand zum Drücken reichen oder ihm gegenüberstehen und ihm durch die Hände die Möglichkeit zum Schieben anbieten. Eine Technik, die ich bei einer Demonstration eines Kollegen gesehen habe, kann ich nicht empfehlen. Dieser forderte seinen Patienten auf, mit dem Kopf gegen seine vor den Bauch gehaltenen Hände zu drücken, um so seine Wut auszudrücken. Wenn der Patient dabei seine ganze Wut herauslässt, kann es zu Verletzungen der Halswirbelsäule führen. Eine weibliche Therapeutin, falls sie dem Patienten gegenüber deutlich weniger an Körperkraft besitzt, muss andere Techniken anwenden. Drücken und Würgen eine Handtuches, Schlagen auf die Matte oder ein Polster, eventuell mittels eines Tennisschlägers, bieten sich an. Dieses Freilassen der Gefühle soll immer zusammen mit dem Ausdruck der Stimme geschehen, was einen entsprechend schallisolierten Raum voraussetzt. Ich habe schon Polizeieinsätze erlebt, weil Nachbarn sich über den entstandenen Lärm beschwert hatten.

Techniken im Sinne von Berührungen des Bauches habe ich bereits in Kapitel 11 beschrieben.

Arbeit am Beckensegment

Außer an den Gelenken arbeite ich im Hüftsegment mit folgenden Übungen:

Ich ermuntere den Patienten, sich darauf zu konzentrieren, beim Ausatmen die Sacrumspitze anzuheben; zunächst durchaus deutlich, wie bei einer gymnastischen Übung, dann aber immer feiner, sich der physiologischen Bewegung bei freier, nicht blockierter Atmung annähernd.

Eine andere Übung besteht darin, die Knie bei der Ausatmung leicht zu öffnen und bei der Einatmung wieder zu schließen. Wir achten dabei auf das Auftreten von Schamgefühlen und möglichen Kastrationsängsten bei Männern. Natürlich provoziert die Arbeit am Becken jede Erinnerung an stattgehabte sexuelle Repression oder an sexuelle Gewalt. Die Arbeit am Beckensegment erfordert daher große Sensibilität seitens des Therapeuten und ein Verständnis der Thematik sexueller Traumata.

Abschließende Bemerkungen

Bei dieser Form der Arbeit ist das ausreichende Containing durch den Therapeuten wesentlich sowie das Bewusstsein des Patienten, dass er im Hier und Jetzt in einer geschützten Atmosphäre das Trauma durcharbeiten kann. Es ist wichtig, Beruhigungsstrategien anzuwenden, wenn der Angstpegel zu hoch wird. Dies kann körperlich zum Beispiel durch die Arbeit am Zwerchfell und am oberen Rand des Muskulus trapezius oder durch unterstützendes Halten an den Schultern geschehen. Der Kontakt zum Therapeuten darf nicht abreißen. Er besteht während der Arbeit akustische, und durch Berührung. Am Ende der Sequenz wird dann der Augenkontakt wieder hergestellt, wobei es meist erneut zu einer starken emotionalen Entladung kommt. Entladungen erfolgen immer wellenförmig, wie bei einem Erdbeben. Man muss sich darauf einstellen, dass einige Nachbeben kommen, wenn der Patient in Kontakt mit seinem Thema bleibt und dieses nicht unterbricht.

Das Kreuzbein ist der Ort für kraniosacrale Arbeit (siehe Kapitel „Grenzbereiche").

Im Stehen aus dem Beckenbereich heraus über die ausgestreckten Arme gegen einen Widerstand zu drücken, lässt uns mit unserem Kraftpotenzial in Kontakt kommen.

Entladungen im Becken beginnen meist in den Oberschenkeln und breiten sich dann auf das Becken und die Beine, manchmal den ganzen Körper aus, wenn diese Entladungen nicht durch Blockierungen in anderen Segmenten unterbrochen werden.

13. Das Geburtstrauma

Otto Rank und Wilhelm Reich wiesen schon früh auf die Bedeutung des Geburtstraumas hin. Vielerorts gehört das traumatisierende Prozedere einer Geburt im Spital der Vergangenheit an. Dennoch sind Millionen von Menschen in grell erleuchteten Kreißsälen zur Welt gekommen, in denen die Mutter gezwungen wurde, auf dem Rücken liegend zu pressen. Die Babys wurden sofort abgenabelt und durch einen Schlag auf das Gesäß in dieser Welt begrüßt. Dann wurden sie von der Mutter getrennt, ins Säuglingszimmer gebracht und ihrem Trennungsschmerz überlassen.[36]

Doch auch zu einer Unterwassergeburt oder einer Geburt im Hocken mit der Unterstützung des Vaters und in freundlicher Atmosphäre muss man sagen, dass es keine wirklich sanfte Geburt gibt.

Wer je zugesehen hat, wie eine Hündin oder Katze ihre Jungen wirft, und den Unterschied sieht, welchem Druck der Kopf des Menschenkindes ausgesetzt ist, wenn es sich durch den Geburtskanal hindurchkämpft, versteht, was ich meine. Im Laufe der Ontogenese ist unser Kopf aufgrund des Gehirnwachstums im Verhältnis zum Geburtskanal überproportional größer geworden. Dennoch funktioniert der Vorgang der Geburt weiterhin quantitativ ausgezeichnet, wenn man sich die Zahl der Weltbevölkerung ansieht.

Wirkliche Probleme tauchen für das Kind während des Geburtsvorganges auf, wenn es bei der Mutter zu einem Wehenstopp kommt. Bei blockiertem Becken tritt in einem bestimmten Stadium der Geburt ein Zurückhalten auf – die Frau will oder kann sich aufgrund ihrer Traumatisierung nicht öffnen. Das Kind steckt im Geburtskanal und beginnt unter Sauerstoffmangel zu leiden. Ärztlicherseits wird in diesen Fällen ein Wehenmittel gegeben. Dieses presst das Kind unphysiologisch stark aus dem Geburtskanal hinaus. Die Mutter wird gegen ihren unbewussten psychischen Widerstand sozusagen aufgerissen. Diese Gewalt kann dazu führen, dass es nach der Geburt zu einer vorübergehenden postpartalen Psychose kommt.

---

36 Als Literatur zu diesem Thema kann ich folgende Bücher empfehlen: Arthur Janov 1983, Frederick Leboyer 1974 und Michel Odent 2000.

Sämtliche Medikamente, die der Mutter während der Geburt gegeben werden, gehen durch die Plazenta in den kindlichen Kreislauf über. Manchmal ist die Konzentration im Blut des Kindes sogar höher als in dem der Mutter.

Arthur Janov stellte eine interessante Hypothese bezüglich der frühen Prägungen während der Geburt auf (Janov 1985): Wird ein Kind unter großem Stress geboren, indem es um sein Leben kämpfen muss, so wird es später im Leben in Krisensituationen aktiv werden und angreifen. Bei einem drohenden Zusammenstoß mit einem anderen Auto wird der Fahrer eher auf das Gas als auf die Bremse treten. Er wird dem Zusammenstoß entkommen oder das andere Auto wird ihn nur am Heck und nicht vorne treffen. Das Kind, das während der Geburt unter Betäubungsmitteln stand, die die Mutter bekommen hatte, oder das wegen Sauerstoffmangel halb bewusstlos passiv aus dem Geburtskanal gezogen wurde, wird später im Leben in Krisensituationen erschlaffen und sich passiv dem Geschehen überlassen.

Das Baby ist nicht bloß ein passiver Körper, der aus der Mutter herausgedrückt wird. Es ist am Geburtsvorgang aktiv beteiligt. Es muss vor dem Geburtsvorgang aktiv seinen Kopf in den Geburtskanal einstellen. Auch die Wendung im Uterus (ursprünglich sitzt das Kind im Uterus mit dem Kopf nach oben) nimmt das Kind selbst vor. Wenn diese nicht geschieht, ist irgendwie die Kommunikation zwischen Mutter und Kind gestört. Ebenso wenn es dem Kind nicht gelingt, den Kopf richtig in den Eingang des Geburtskanals einzustellen. Übrigens gibt das Kind und nicht der Organismus der Mutter das Signal zum Beginn der Geburt, indem es gewisse Botenstoffe ausschüttet, die die Wehentätigkeit starten.

Faszinierend für mich ist bereits die Aktivität der Eizelle, die sich nicht dem ersten Samenfaden öffnet, der sie erreicht. Sie selektioniert und sucht sich einen bestimmten aus, der dann eindringen darf. Erwähnen möchte ich auch, dass wir am Beginn unseres Lebens alle weiblich sind, erst nach einigen Wochen kommt es durch Ausschüttung von männlichen Hormonen zur Umwandlung des Müllerschen in den Wolfschen Gang. Der Organismus des Knaben, der sozusagen ein umgebautes Mädchen ist, bleibt daher ein Leben lang anfälliger für Störungen. Er ist sozusagen nicht das robuste Original. Wir finden eine höhere Todesrate bei männlichen Babys während der Geburt und auch eine kürzere Lebenszeit bei Männern als bei Frauen.

Man könnte meinen, wenn es zu einem Kaiserschnitt kommt, handle es sich um den Idealzustand einer gewaltfreien Geburt für das Baby. Es ist dem nicht so. Wir müssen zwischen zwei Formen des Kaiserschnittes unterscheiden: dem akuten Notfall und dem geplanten Eingriff wegen zu erwartender Komplikationen während der Geburt. Beim Notfall hat das Kind meist schon zu wenig Sauerstoff bekommen und ist traumatisiert. Beim vorher geplanten Eingriff fehlt dem Kind die positive Erfahrung der Bewältigung der Geburt. Es fällt sozusagen übergangslos in die Welt. Häufig, wenn auch nicht immer, finden wir später im Leben unsichere und scheue Charaktere, die sich nicht zutrauen, das Leben aufgrund ihrer angeborenen Vitalität und Stärke zu meistern.

Formen der Geburt

Die optimale Geburt können wir uns folgendermaßen vorstellen: Der Mutter wird erlaubt, vor und während der Geburt jede Körperposition einzunehmen, die sie will. Dies wird eher die Hocke sein, damit das Kind entsprechend der Schwerkraft nach unten gleiten kann. Vergessen wir nicht, dass auf unserer Welt noch immer abermillionen Menschen auf dem Feld zur Welt kommen. Die Mutter hält sich dabei meistens an einem Baumstamm fest. Die Lage auf dem Rücken ist die zweitunvorteilhafteste für den Pressvorgang. Noch unvorteilhafter wäre nur noch der Kopfstand.

Die königliche Geburt

Wie ist es überhaupt dazu gekommen, dass in unseren westlichen Kulturen die Frauen auf dem Rücken liegend gebären?

Es war Ludwig XIV. von Frankreich, der bei der Geburt seines Kindes zusehen wollte. Daher wurde die Königin aufgefordert, sich auf den Rücken zu legen. Am Hofe sprach sich dies herum und diese Form wurde die „königliche Geburt" genannt. Alle wollten daraufhin auch auf diese Art gebären. Die Ärzte, die sich zunehmend im Laufe der Geschichte in das Geburtsgeschehen einmischten (früher war dies ausschließlich eine Sache der Hebammen) wollten unbedingt sehen, wenn der Kopf durchtritt, um eventuell einen Dammschnitt zu machen. Viel wird heute darüber diskutiert, ob dies in so vielen Fällen notwendig ist, wie er durchgeführt wird.

Die Geburt kann auch im Wasser erfolgen, weil das Kind ja noch nicht atmet und durch die Nabelschnur mit Sauerstoff versorgt wird. Nachher sollte das Baby auf den Bauch der Mutter gelegt werden. Es ist Zeit genug die Nabelschnur zu durchtrennen, wenn sie nicht mehr pulsiert. Das Kind hat Zeit, seinen ersten Atemzug zu tun, ohne dass es dazu forciert wird. Dann sollte das Kind an die Brust angelegt werden. Nicht Reinigung und Untersuchung sind am Beginn das Wichtigste, sondern Hautkontakt, Berührung und Entspannung nach der furchtbaren Aufregung des Geburtsvorganges. Auf keinen Fall sollte das Kind von der Mutter getrennt werden. Dass der Raum freundlich, nicht grell erleuchtet und nicht kalt sein sollte, hat schon Reich in seinem Buch „Die Funktion des Orgasmus" gefordert.

Rückerinnerung an das Geburtstrauma in der Therapie

Die körperliche Rückerinnerung an das Geburtstrauma geschieht oft schon in der ersten Köperpsychotherapiesitzung, um dann in den Hintergrund zu treten und später wieder aufzutauchen.

Es sind vor allem Berührungen an der Stirn, die dies auslösen können, aber auch Druck auf den Kopf und die Halswirbelsäule. Der Patient beginnt plötzlich gegen den Widerstand der Hand zu drücken und mit den Füßen zu schieben. Wir geben dabei genug Widerstand, dass dieser Prozess in Gang bleibt, achten aber darauf, dass es nicht zur Verletzung der Halswirbelsäule kommt. Keineswegs würde ich einen Patienten mit dem Kopf gegen eine an der Wand aufgestellte Matratze drücken lassen, denn die Auswirkung auf die Halswirbelsäule beim erwachsenen Menschen bei diesen Vorgängen ist zu gewaltig. Um diese zu schonen, geben wir mit unserer zweiten Hand einen Widerstand gegen eine Schulter. Schon bald wird es zu einer automatischen Rotationsbewegung des Körpers wie im Geburtskanal kommen. Wir wissen, dass der Eingang in den Geburtskanal quer-oval und der Ausgang längs-oval ist. Daher muss sich der kindliche Kopf bei der Geburt drehen.

Die Wiederholung des Geburtsvorganges in der Therapie kann eine halbe Stunde dauern, manchmal länger.

Der Organismus lässt nur so viel Urschmerz auf einmal an die Oberfläche gelangen, wie er auch verarbeiten kann. Die ganze Zeit sind wir sowohl verbal als auch durch den Körperkontakt mit dem Patienten in Verbindung. Er erlebt sein Trauma und die gegenwärtige geschützte therapeutische Situation gleichzeitig.

Nach Beendigung der „Geburt" ist entscheidend, dass der Therapeut Augenkontakt anbietet und den Patienten, wie eine gute Mutter, willkommen in dieser Welt heißt. Der Klient braucht anschließend über längere Zeit weiterhin schützenden Körperkontakt, um nicht das Gefühl der Verlassenheit zu bekommen.

Im körperpsychotherapeutischen Prozess befinden wir uns als Therapeuten in einer Situation, die mit dem Autofahren vergleichbar ist. Es gibt das Gaspedal, nämlich die schon besprochenen Techniken zur Aufladung, und es gibt das Bremspedal, also Beruhigungsstrategien, wenn das Erlebnis die momentane Verarbeitungskapazität überschreitet.

Wenn also das Trauma aus dem Verlassenheitsgefühl des Babys herrührt, werden wir am Anfang beruhigend eingreifen und Kontakt durch Halten und Umfassen geben. Wenn der Patient nach einigen Sitzungen stärker geworden ist, können wir ihn auch eine Zeit lang ohne körperlichen Kontakt lassen und nur verbal mit ihm in Kontakt bleiben. Er spürt dann seine Verlassenheit und kann jetzt die dazugehörigen Gefühle ausdrücken. Es geht ja letztlich nicht um das Zudecken, sondern das Aufdecken der Urschmerzen. Der Patient muss nur so weit sein, dass er es auch verarbeiten kann.

Wie oft ein Patient durch sein Geburtstrauma hindurchgehen muss, kann ich nicht sagen. Auch die Literatur (Albery 1984, S. 42) ist hier sehr widersprüchlich. Bei einigen Patienten wird es ein paar Mal sein, bei einigen ein duzend Mal, bei einigen wird sich das Trauma nie auflösen lassen und es kommt nur zu Wiederholungen des Erlebnisses, die keinen therapeutischen Wert haben.

Es gibt leider keinen therapeutischen Zauberstab, mit dem sich alle Symptome sicher auflösen lassen. Und dies gilt meiner Erfahrung nach für alle therapeutischen Ansätze in der Psychotherapie, in der Medizin und in der Alternativmedizin.

15. Grenzbereiche

Die kraniosacrale Therapie (KST) stellt die Brücke zwischen der Arbeit am physischen Körper und reiner Energiearbeit dar. Unter reiner Energiearbeit verstehe ich die Anwendung von subjektiv wahrnehmbaren Formen des energetischen Kontaktes, die wohl reproduzierbar und vom Therapeuten und Klienten wahrgenommen werden, nicht aber naturwissenschaftlich erklärbar und messbar sind. Sie KST leitet sich aus der Osteopathie her und bedarf einer eigenen Ausbildung. Ich bin dazu nicht autorisiert. Hier beschreibe ich das, was ich gelernt und für mich weiterentwickelt habe und was ich weitergeben möchte. Diese Richtung meiner Arbeit geht weg von der Arbeit an den Muskeln und Gelenken hin zur intuitiven Arbeit.

Zum Verständnis und zur Einführung in die KST

Durch den Druck bei der Geburt auf den Kopf des Babys kommt es zu Verschiebungen der noch nicht zusammengewachsenen Schädelknochen. Es kommt auch zu Zerrungen an den Faszien. Diese Faszie hat nicht die Eigenschaft eines Gummibandes, welches nach der Zerrung wieder seine ursprüngliche Form einnimmt. Sie hat eher die Qualität eines Plastiktischtuches, an welchem nach einer Dehnung Falten überbleiben.

Den gezerrten Fasern der Faszie entlang wachsen die Knochenkerne in die Schädelknochen ein und es kommt zu Asymmetrien im Bereiche des Schädels und des Gesichts beim Erwachsenen. Wenn wir bei Fotografien die zwei rechten und die zwei linken Gesichtshälften zusammenfügen, entstehen bekanntlich durch die vorhandenen Asymmetrien zwei verschiedene Gesichter. Natürlich spielen dabei auch Verspannungen der Gesichtsmuskulatur eine Rolle. Die linke, emotionale Seite ist oft mehr zurückgezogen, was man am besten an der Augenform sehen kann.

Eva Reich (Reich und Zornanszky 1997, Reich 1991), eine Tochter Wilhelm Reichs, die sich zeit ihres Lebens sehr für die so genannte sanfte Geburt einsetzte, arbeitete mittels KST weltweit unermüdlich an den Köpfchen von Neugeborenen, bei denen man das somatische Trauma durch sanfte Arbeit sofort korrigieren kann. Man legt die Hände auf den Kopf des Babys und unterstützt die Richtung, in welche die Schädelknochen sich bewegen wollen, nämlich zurück in die ursprüngliche Form. Die Qualität dieser Berührungen und Bewegungen ist äußerst zart und nur spürbar, kaum sichtbar.

Die Theorie der KST besteht darin, dass auch beim Erwachsenen die Nähte zwischen den Schädelknochen nicht ganz zusammengewachsen sind und minimale Bewegungen zwischen ihnen möglich sind. Diese minimalen Bewegungen werden durch zarte Berührungen stimuliert. Interessanterweise „gehen" die Knochen zuerst in die pathologische Richtung, in die sie durch die Geburt verschoben worden sind, dann kommt es zu einer Gegenbewegung und sie gehen in Richtung der ursprünglichen Form. Das Wort „gehen" habe ich verwendet, um anzudeuten, dass ich nicht aktiv diese Bewegung intendiere, sondern dass diese Bewegungen von selbst stattfinden. Der leichte Druck ist nur der Auslöser. Falls wir aufgrund einer Vorstellung über die durchzuführende Bewegung den Schädelknochen bewusst in eine Richtung schieben wollen, die nicht der Intention des Organismus entspricht, treten sofort Kopfschmerzen und ein Unwohlgefühl auf.

Eine anatomisch sichtbare Veränderung bewirkt diese Behandlung beim Erwachsenen nicht. Sehr wohl aber starke Sensationen im ganzen Körper und nicht nur am Ort unserer Arbeit, am Kopf. Subjektiv beschreibbar ist das Ergebnis der KST als eine Dehnung, Drehung oder ein Weiterwerden des Körpers, manchmal als eine Verlagerung der Körpermitte oder eine bessere Balance zwischen der rechten und linken Körperhälfte. Am Ende der Behandlung stellt sich oft das Gefühl ein, sich mehr im eigenen Gleichgewicht zu befinden.

Geburtstraumata können durch diese Arbeit ausgelöst werden. Die Arbeit folgt nicht der reichschen Spannungsladungsformel.

Ich verwende diese Form der Arbeit oft beim Abschluss einer Körpertherapiesitzung oder wenn ich keine aufdeckende therapeutische Arbeit durchführe, sondern Beruhigungsstrategien oder Entspannungstechniken. Dies ist mein persönlicher Zugang und erhebt keinen Anspruch, die Arbeit der KST umfassend darzustellen.

Arbeit am Sacrum

Die Arbeit am Sacrum führe ich folgendermaßen aus: Wir stellen uns das Sacrum wie eine schwimmende Eisscholle vor. Wenn wir die Hand drauflegen, kann dieser Knochen, der ja tatsächlich durch zwei Halbgelenke mit dem Darmbein verbunden ist, sich in alle drei Dimensionen bewegen, also auf und ab, rotierend, kippend und in alle Richtungen wandernd. Es geht wieder darum zu spüren, in welche Richtung das Sacrum sich bewegen will. Wir folgen dieser Bewegung mit unserer Hand. Die Richtung ist zunächst wieder die der Blockierung. Nach einiger Zeit wechselt die Richtung und das Sacrum wandert in die Gegenrichtung. Deutliche Reaktionen seitens des Bauchraumes (Psychoperistaltik) und Wärmegefühle im Becken werden von den Patienten rückgemeldet, darüber hinaus Sensationen entlang der Wirbelsäule, die ja im Stehen auf dem Os sacrum ruht.

Liquorpulsation

Ein besonders interessanter Teil der KST ist die Arbeit mit der Liquorpulsation. Wie bereits erwähnt, gibt es eine Pulsationswelle im Liquor hinunter zu Medulla oblongata mit einer Frequenz von fünf bis sieben Pulsationen pro Minute. Der Kopf und der ganze Körper pulsieren in diesem Rhythmus mit.

Es braucht eine Zeit, um diesen Rhythmus spüren zu lernen. Ein erfahrener Körperpsychotherapeut vermag, wenn er den Patienten nicht nur am Kopf, sondern irgendwo am Körper berührt, zu sagen, ob dieser sich gerade ausdehnt oder zusammenzieht.

Es ist von Nutzen, wenn man sich bei dieser Arbeit die Hohlräume des Gehirns räumlich vorstellen kann.

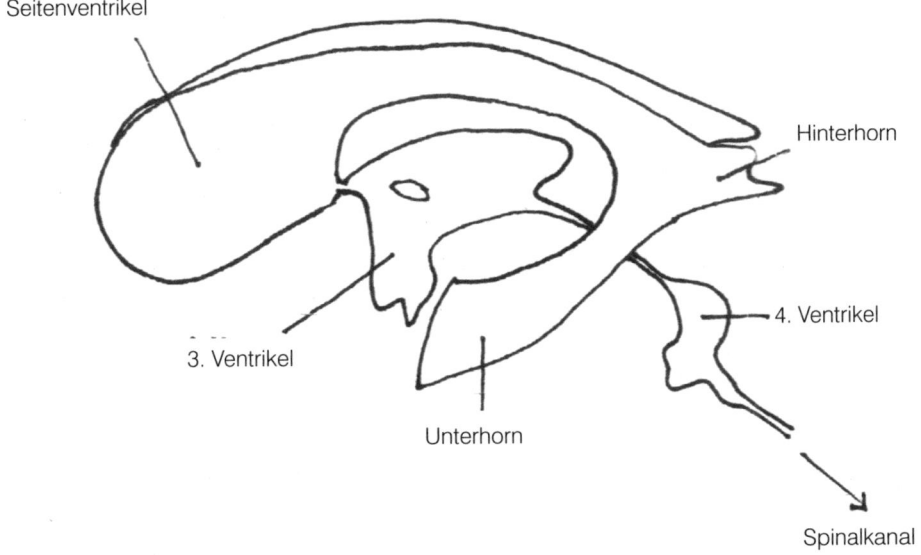

Abb. 9: Modell der Hirnventrikel, von links und oben gesehen.

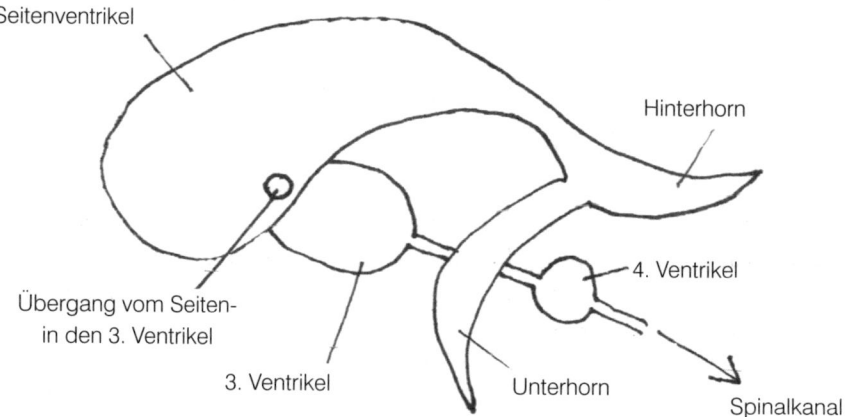

Abb. 10: Der linke Delphin

Mit etwas Phantasie sehen die beiden Seitenventrikel wie zwei Delphine aus. Von den Schwänzen der Delphine fließt der Liquor in die Köpfe, um an der Stelle, wo sich diese vereinen, in den dritten Ventrikel überzugehen. Von dort gelangt der Liquor über den Aquädukt in den vierten Ventrikel in der Höhe des Kleinhirns, um schließlich in den Spinalkanal hinunterzufließen. Die Ventrikel sind dadurch entstanden, dass sich die Großhirnhälften aus zwei Blasen entwickelt haben.

Die Arbeit besteht nun darin, sich vor unserem inneren Auge ein Bild davon zu machen, ob die Seitenventrikel gleichmäßig pulsieren oder ob eine Seite größer oder die andere zusammengezogen ist und ob an den Engstellen des Systems Staus bestehen. Die Engstellen sind die Übergänge von den Seitenventrikeln zum dritten Ventrikel, weiters der vom dritten Ventrikel zum Aquädukt, dann der Übergang in den vierten Ventrikel, schließlich der Eintritt in den Spinalkanal.

Wenn diese festgestellt werden, konzentriere ich mich in der Imagination auf diese Stellen, ohne sie beeinflussen zu wollen. Lediglich durch die Fokussierung auf diese Stellen kann sich der Stau zu lösen beginnen und der Liquor fließt freier. Wir arbeiten also nach dem Grundsatz der Gestalttherapeutin Barry Stevens (Stevens 1970): „Dont push the river, it flows by itself."

Bei Staus des Austrittes vom Seitenventrikel in den dritten Ventrikel stellen wir uns eine sanfte Gegenbewegung im Fluss vor, also zum Beispiel zurück ins Unterhorn des Seitenventrikels (dem unteren Teil der Schwanzflosse des Delphins). Danach kann der Liquor wieder freier von selbst in die vorgesehene Richtung fließen.

Auch im weiteren Verlauf innerhalb des Rückenmarkes verfolgen wir den Fluss des Liquors und verharren mit unserer Aufmerksamkeit bei eventuellen Staus.

Die Ergebnisse sind beeindruckend. Die Patienten berichteten uns häufig ziemlich genau, welchen Teil ihres Kopfes oder ihres Körpers, das Rückenmark hinunter bis zum Steißbein, sie gerade empfinden, ohne dass wir ihnen mitteilen, dass wir gerade dort mit unserer Aufmerksamkeit sind.

Wenn es gelungen ist, dass sich durch die Imagination der Liquorfluss normalisiert hat, spüren die Patienten eine deutliche Veränderung in ihrem Organismus. Sie beschreiben, dass sie sich erleichtert, balanciert, gelöst fühlen. Auch Wärmeempfindungen an vorher als blockiert verspürten Stellen werden beschrieben.

Sämtliche somatischen und psychosomatischen Beschwerden können auf diese Weise positiv beeinflusst werden.

Anmerkungen zu möglichen kritischen Anmerkungen

Ich bin mir dessen bewusst, dass ich mich dadurch, dass ich diese Erfahrungen in diesem Buch weitergebe, der Kritik der naturwissenschaftlich denkenden Kollegen aussetze. Ich empfehle diesen Kritikern, falls sie Lust haben, mit diesen Phänomenen zu experimentieren und beim Erlernen der KST eigene Erfahrungen zu machen. Die KST erweitert unser Spektrum der heilenden Beeinflussung des Organismus. Nochmals: Ich erwarte nicht, dass irgend jemand diese Beschreibungen unkritisch übernehmen soll. Es geht hier um wiederholbare Erfahrungen, die in dieser Form der Energiearbeit gemacht werden können.

Es war ein Artikel von Volker Knapp Diederichs (Diederichs 2000), der mir Mut machte, diese Grenzbereiche der Körperpsychotherapie zu beschreiben. Er berichtet über eine Art von Trancezustand, in den er zunächst öfters unabsichtlich während der Körperarbeit gefallen ist, um später diese Erfahrung zu nutzen und bewusst in diesen Zustand während der Behandlung einzutauchen. Auch ich erlebe diesen Zustand bei meiner sanften Form der Körperarbeit, den ich neurologisch den Alphazustand unseres Gehirnes nennen würde. Das ist ein Zustand, wie wir ihn im EEG bei der Meditation oder knapp vor dem Einschlafen messen können. Für die Hypnotherapeuten der Schule von Milton Erickson ist es eine bekannte Erfahrung, dass sich nicht nur der Patient während der Therapie in einer Art Trance befindet, sondern auch der Therapeut.

Erfahrungen mit der KST-Arbeit

Am Ende der KST-Arbeit am Kopf überprüfe ich mit meinen Händen die Aura des Patienten. Oft habe ich den Eindruck, dass sie sich an bestimmten Stellen nicht entfalten kann. Ich versuche sanft die Aura in diese Richtung hin zu „dehnen" und achte sehr darauf, ob diese Bewegung vom Patienten auch akzeptiert wird oder ob sich nicht unangenehme Sensationen einstellen.

Wenn es gelingt die Aura zu erweitern, stellt sich regelmäßig bei Patienten ein Gefühl ein, das als Erleichterung oder als Glücksgefühl bezeichnet wird.

Während der Arbeit spürt der liegende Patient lediglich, dass ich seinen Kopf mit meinen Händen halte oder die Hände über seinem Kopf halte, ohne ihn zu berühren. Ich spreche mit ihm nicht über die beschriebenen Techniken und was ich gerade imaginiere oder zu beeinflussen versuche. Ich stelle nur regelmäßig Rückfragen zu seinem Befinden, was er körperlich und emotional empfindet und wohin gerade seine Gedanken wandern.

Das System meiner Arbeit besteht aus Neugierde, Experiment, Erfahrung. Wiederholbare Erfahrungen nehme ich als eine Orientierung in mein Handeln auf.

Ich lernte, trotz meiner naturwissenschaftlichen Ausbildung als Arzt, dass es Phänomene gibt, die wirksam sind, auch wenn sie nicht bis ins Letzte erklärbar sind.

Wir mussten längst auch als Wissenschaftler lernen, dass unser Wissen immer begrenzt sein wird. Ich bringe gerne das Beispiel einer Schildkröte, der wir die Funktion eines Fernsehapparates erklären wollen. Dies wird nicht einfach sein, da ihre Gehirnkapazität beschränkt ist. So geht es uns Menschen bei vielen wichtigen Fragen im Bereich des Heilens und natürlich bei existenziellen Fragen. Unsere Hardware hat nicht die Fähigkeit, die Antworten zu begreifen. Dennoch sollten wir Heilungsmöglichkeiten nicht von vornherein ablehnen oder ausschließen, nur weil wir nicht verstehen, warum sie wirken.

Es gibt die Haltungen von Kritikern, die meinen, unsere Techniken seien unspezifisch, da ohnehin „alles, was man in der Therapie tut, wirkt". Diese Erfahrung kann ich nicht teilen. Spezifische Techniken eignen sich gut für bestimmte Patienten und sollten bewahrt, weitergegeben und angewendet werden.

15. Fallbeispiele

Mischa

Mischa kam zu einem Erstgespräch, da sich während der Autofahrten, die er beruflich oft machen musste, die Angst einstellte, einen Herzinfarkt zu bekommen.

Es war ihm nur möglich, sich im Umkreis von maximal 100 Kilometern von einem Spital zu bewegen. Unzählige Male hatte er bereits Spitalsnotaufnahmen aufgesucht, hatte EKGs machen lassen, um wieder nach Hause geschickt zu werden, weil kein somatischer Befund erhebbar war. Er fühlte sich psychisch nicht krank, hatte nur dieses lästige Problem, dass er gerne losgeworden wäre.

Gleich am Beginn erzählte er mir von seinen beruflichen Erfolgen, seiner Geschäftstüchtigkeit als Verkäufer von Maschinen, von seinen Firmengründungen im Ausland und lud mich ein, ihn einmal auf eine Geschäftsreise in die arabischen Emirate zu begleiten. Er würde auch unter Flugangst leiden und meine Gegenwart könnte ihm dabei helfen, seine Angst zu verlieren. Ich könnte einen Gratisurlaub in einem Traumhotel verbringen.

Seinen Vater beschrieb er als einen wortkargen, tüchtigen Geschäftsmann, der sich von unten hinaufgearbeitet und die erste Firma der Familie gegründet hatte. Er war nicht viel zu Hause gewesen und der Kontakt zu seinem Sohn, der das einzige Kind der Familie war, wäre eher gering gewesen. Der Vater konnte sehr jähzornig sein und war sehr streng. Das Regime zu Hause führte die Mutter. Sie opferte sich für die Familie auf, hatte keine eigenen Bedürfnisse, sorgte sich nur um das leibliche Wohl der Familie und war sehr religiös. Körperlichen Kontakt zu ihr hatte Mischa wenig, die Mutter war körperlich eher zurückhaltend. Sie gab ihrem Sohn ihre Liebe durch Nahrung und Sauberkeit, leitete und lenkte ihn nach ihren Vorstellungen. Falls Mischa etwas angestellt hatte, ging sie zum Vater, der ihn dann beim Nachhausekommen züchtigte, ohne nach den Gründen zu fragen, warum dieses oder jenes vorgefallen war. Das Wort der Mutter genügte.

Mischa übernahm früh die Rolle, sich um seine Mutter in der Abwesenheit des Vaters zu kümmern, konnte aber ihre Lebenseinstellung und ihren engen Horizont nicht akzeptieren. Sie war selbst nicht glücklich und hatte als Lebensziel gewählt, andere glücklich zu machen. Mischa wurde in die Hauptschule geschickt und trat dann in den

Betrieb des Vaters ein. Obwohl er durchaus intelligent war, wurde ein Studium für diesen Berufsweg als nicht notwendig angesehen, der Vater hatte ja auch nicht studiert.

Er respektierte seinen Vater wegen dessen beruflichen Erfolgen, lieben konnte er ihn allerdings nicht, da der Vater selbst zu emotionalen Äußerungen unfähig war. Schon früh machte der Vater dem Sohn gegenüber kein Geheimnis daraus, dass er viele Geliebte hatte und dass für ihn Geld der Erfolgsschlüssel im Leben war. Diese Wertvorstellungen hatte Mischa sich angeeignet. Für seine Erfolge im Betrieb wurde er vom Vater auch anerkannt, hatte jedoch nie das Gefühl, es dem Vater gleichmachen zu können.

Er hatte auch Minderwertigkeitsgefühle gegenüber Akademikern, denen er sich unterlegen fühlte und denen gegenüber er durch sein Geld versuchte, auf sich aufmerksam zu machen. Dazu gehörten teure Autos, ein großes Haus, Einladungen in schicke Restaurants. Er hatte eine langjährige Beziehung zu einer um zehn Jahre älteren Frau, mit der er aber keine Kinder haben und die er auch nicht heiraten wollte. Er dachte seit langem daran, sich von ihr zu trennen und sich eine junge, attraktive Frau, etwa ein Mannequin, „zu nehmen", das, wie er sich ausdrückte, auch herzeigbar war. Immer wieder hatte er Affären mit jungen, gut aussehenden Frauen, die er vor der Freundin geheim hielt. Aus Schuldgefühlen kaufte er ihr eine Wohnung und richtete sie teuer ein.

Über sein Gefühlsleben befragt, sagte er mir, dass der Begriff für ihn ein Fremdwort sei. Weinen könne er nur, wenn jemand neben ihm Zwiebel schneiden würde. Mischa war heterosexuell. Beim Koitus hatte er öfters Erektionsschwierigkeiten und nach der Ejakulation musste er das Bett verlassen und duschen gehen, weil es ihn ekelte. Er trank übermäßig viel Alkohol. Außerdem berichtete er, dass nichts im Leben ihm wirklich Freude bereitete. Luxus mache ihn nicht wirklich glücklich. Die Bewunderung anderer Männer, wenn er mit schönen Frauen ausging oder sein neues Auto vorzeigte, schmeichelte ihm zwar, es blieb aber immer ein Gefühl der inneren Leere vorhanden.

Spezielle Informationen über seine Geburt hatte er keine – die Mutter hatte gesagt, es wäre alles ganz normal gewesen. Mischa war das erste und einzige Kind. Es hatten keine Operationen in seiner Kindheit stattgefunden.

Von der Körperstatur war er groß, mit ausgeprägt muskulösem Oberkörper und eher kleinen Füßen.

Diagnostisch bestand für mich kein Zweifel, dass es sich bei ihm um eine narzisstische Charakterstruktur handelte, nach unserer Körpertypologie um einen Psychopathen vom Typ 1. Seine Haltung mir gegenüber war, mich zu beeindrucken und sich nicht von mir manipulieren zu lassen.

Auf meine Frage, wie er sich während des Erstgespräches mir gegenüber fühlen würde, meinte er gut, er wolle von mir aber nicht wie ein Kranker oder Verrückter behandelt werden, dies würde er nicht ertragen. Im Übrigen fand er mich kompetent, denn meine Fragestellungen während des Gespräches seien sehr geschickt und intelligent gewählt.

Zu Beginn der Therapie

Am Beginn der ersten Stunde lehnte er meine Aufforderung, sich hinzulegen, ab. Dies gebe ihm ein Unterlegenheitsgefühl und er würde sich wie beim Arzt bei einer Untersuchung fühlen. Er könne mich auch beim Liegen nicht so gut beobachten, wie wenn er mir gegenüber säße.

So begannen wir unsere Stunden im Sitzen. Er erzählte von seinen Ängsten, und bald war klar, dass er von mir Ratschläge erwartete. Ich erklärte ihm, dass ich über ihn nicht mehr wüsste als er über sich selbst. Wir wären beide gemeinsam auf der Suche nach den Ursachen seiner irrationalen Ängste. Ich würde ihm spiegeln, wenn mir bei seinen Erzählungen auffallen würde, dass er etwas vermeide oder über etwas hinwegreden würde. Wenn zum Beispiel das Gespräch an der Oberfläche bleiben würde, um darunter liegende Themen zu vermeiden.

Ich erfuhr mehr vom Verhalten seiner Mutter, die körperlich sehr anfällig war. Sie ging viel zu Ärzten und erwartete Rücksicht von ihrem Sohn, wenn es ihr nicht so gut ging. Trotz Beschwerden erfüllte sie aber immer ihre Haushaltspflichten.

Extrastunden nach Angstattacke

Einmal rief mich Mischa von Linz aus an, er habe wieder eine seiner Herzangstattacken. Ob es möglich wäre, zu einer Extrastunde zu kommen. Er könnte in eineinhalb Stunden in meiner Ordination sein. Er wäre auch bereit, das Doppelte des normalen Honorars zu zahlen. Ich sagte zu, da ich an diesem Abend frei hatte. Das Honorar würde das gleiche sein wie immer.

Diesmal legte er sich auf meine Aufforderung hin gleich auf die Liege. Angst war ihm ins Gesicht geschrieben, er schwitzte und sein Zwerchfell war kontrahiert. Sein Puls raste.

Ich begann mit Beruhigungsstrategien, hielt seine Taille mit meinen Händen umfasst, legte dann schützend meine Hand auf seinen Brustkorb und forderte ihn auf, etwas deutlicher hineinzuatmen. Ich schlug ihm vor, sich sein Herz vorzustellen. Dies war am Beginn etwas schwierig für ihn, letztlich entstand das Bild eines großen Steines vor seinem inneren Auge. Er spürte, wie sein Herz schmerzte. Ich sagte zu ihm: „Stellen Sie sich vor, ihr Herz könnte sprechen. Was würde es jetzt sagen?" Die Antwort kam sofort: „Ich fühle mich so alleine." Gleichzeitig sah ich, dass seine Augen feucht geworden waren. Ich forderte in auf, seine Augen zu schließen und sich das Gesicht seiner Mutter vorzustellen. Und er sollte diese Worte ihr gegenüber wiederholen.

„Ich fühle mich so alleine, Mama", sagte er. Ich forderte ihn auf, diesen Satz nochmals lauter zu wiederholen. „Ich fühle mich so alleine, Mama", wiederholte er und begann tief zu schluchzen.

Ich hielt während dieser Sequenz seine Hand, die er fest umklammerte. Das heftige Weinen dauerte etwa zehn Minuten, worauf er sich offensichtlich aus Scham bremste. Ich forderte ihn auf, die Augen wieder zu öffnen und mit mir Augenkontakt aufzunehmen. Er setzte sich abrupt auf, was mir etwas Sorgen machte, da dies zu schnell geschehen war. Er rief: „Dies ist das erste Mal in meinem Erwachsenenleben, dass ich geweint habe. Mein Herz tut mir zwar noch etwas weh, aber ich habe keine Angst mehr. Ich fühle mich lebendig!"

Wir verbrachten noch etwa eine halbe Stunde in einem Nachgespräch, wobei ich ihm sagte, dass ich es von ihm sehr mutig empfunden habe, seine Gefühle zuzulassen. Es war bei dem Gefühlausbruch zu einem starken Zittern der Oberschenkel gekommen. Ich erklärte ihm, dass dies kein Zeichen von Angst oder Schwäche sei, sondern eine gesunde Entladung seines Organismus. Wenn er die Möglichkeit fand, seine Gefühle direkt auszudrücken, müsste der Körper nicht den Umweg über die Herzschmerzen nehmen. Auf meine Frage, wie alt er sich in der Situation des Gefühlausbruches gefühlt hatte, sagte er, sehr klein, vielleicht zwei oder drei Jahre alt. Er hatte ein Bild vor Augen gehabt, in dem er alleine in seinem Kinderzimmer lag, während die Eltern im Nebenzimmer zusammensaßen. Es wäre ihm aber nicht erlaubt gewesen, die Türe zu öffnen und zu ihnen zu laufen oder nach ihnen zu rufen.

Ab dieser Stunde arbeiteten wir im Liegen. Er hatte durch die eine Sitzung, die ich als Durchbruch ansehen würde, etwas bekommen, das ihm bisher im Leben vorenthalten worden war. Es war das Verständnis seiner Schmerzen, die Akzeptanz seiner Gefühle und gleichzeitig die körperliche Unterstützung während der emotionalen Entladung.

Ich konzentrierte mich auf die Arbeit im Bereiche des Kehlkopfes, der Verbindung zwischen Denken und Fühlen. Bei den Tönen während des Ausatmens unterstützte ich eher die hohen Töne, die er zu Beginn versuchte zu vermeiden, da sie ihn an frühe Situationen seiner Kindheit heranbrachten. Die Arbeit am Brustpanzer folgte nicht nur durch Massage am Muskulus pectoralis major, sondern auch durch den Kontakt über die Hände. Er erfuhr die Möglichkeit, Gefühle durch sie auszudrücken.

In unseren Gesprächen vermittelte ich ihm Anerkennung seiner Art, sich mit seinen Gefühlen und Ängsten zu zeigen, ohne dass er sich anstrengen musste, mich zu beeindrucken.

Noch zweimal erschien er zu einer zusätzlichen Stunde, jedes Mal mit Angstsensationen im Brustbereich. Sanfte Gelenkarbeit am Ellenbogengelenk löste seinen Zwerchfellblock und damit seine Angst. Sowohl Verbalisationen seiner Empfindungen als auch meine unterstützende Arbeit im Augensegment leiteten starke Gefühlsausbrüche ein. Er begann die Gefühle im Brustbereich als Gefühle der Verlassenheit und Sehnsucht zu verstehen und nicht als Zeichen eines Herzinfarktes.

Auftauchende regressive Tendenzen in seinem Alltagsleben führten dazu, dass er einige Male beim Versuchen mit jungen Frauen ins Bett zu gehen, vollständig impotent war. Ihm wurde bewusst, dass seine ältere Freundin viele Mutteranteile wie die des Versorgens und des Für-ihn-Daseins trug und daher für ihn so wichtig im Leben war. Sie war aber mehr Mutter als Geliebte, daher hatte er ihr gegenüber kein starkes sexuelles Verlangen. Langsam veränderte sich seine Beziehung zu seiner leiblichen Mutter. Er begann sich mit ihr auseinander zu setzen und ließ sich nicht abschrecken, über ein Thema mit ihr zu sprechen, wenn sie zu weinen begann oder klagte, dass sie wegen der Auseinandersetzung körperliche Beschwerden bekäme.

Vaterübertragung/Mutterübertragung

In seiner Vaterübertragung war er sehr misstrauisch gegenüber meinem freundlichen Kontaktangebot, das er von seinem Vater her nicht gewohnt war. Noch schwieriger war es für ihn, mir seine Zuneigung zu zeigen. Er tat es eher duch verbale Komplimente bezüglich meiner professionellen Kompetenz oder durch Versuche, mich aus Dankbarkeit zum Essen oder zu Urlauben in einem seiner Ferienhäuser einzuladen. Es war nicht einfach dies abzulehnen, ohne ihn zu kränken. Er brauchte Zeit, verstehen zu lernen, was seine Angebote bedeuteten und was er dadurch gleichzeitig vermied. Er verhielt sich so wie sein Vater, der Geschenke geben konnte, aber Zuneigung emotional nicht auszudrücken vermochte. Die Tatsache, dass er in den Sitzungen erleben konnte, wie mich sein Schmerz berührte, indem er mich an meine eigenen Wunden erinnerte, verunsicherte ihn zunächst, weil er es für einen Ausdruck von Schwäche deutete. Und einem schwachen Therapeuten könne er nicht vertrauen. Als er aber erleben konnte, dass ich stark genug war, ihn in seinen Schmerzen zu begleiten, ohne seine oder meine Gefühle unterdrücken zu müssen, begann sich eine neue Vorstellung einer Vaterfigur zu bilden, die stark war und dennoch Gefühle zeigen konnte.

Seine Art der Mutterübertragung war einfacher für ihn auszudrücken, er ließ sich in die Regression fallen und spürte seine alten Wunden. Oft wechselte Schmerz mit Wut, wo er seine Mutter umbringen wollte, weil sie ihm nie körperliche Zuneigung gegeben hatte. Er trug dieses Defizit wie ein Loch mit sich herum, welches durch keine emotionale Erfahrung in seinem Erwachsenenleben auffüllbar war. Ich war für ihn eine Mutter, die diesen Zorn aushalten konnte, ohne zusammenzubrechen.

Geburtstrauma

Eine Wende trat in den Behandlungen ein, als er über die Arbeit am Kopf in sein Geburtrauma hineinrutschte. Es waren zunächst Berührungen an der Stirn, dann das Geben eines Widerstandes meiner Hand gegen seinen Kopf. Er schob und begann wie wild zu kämpfen, wurde ganz blass im Gesicht und begann sich im Verlauf des Prozesses zu drehen. Die rechte Schulter übernahm die Führung. Doch es kam immer wieder zu langen Unterbrechungen und er hörte fast auf zu atmen. Sein Gesicht begann sich beängstigend blau zu färben. Nach der Schwerarbeit dieser Wiederholung der Geburtsarbeit hatte er furchtbare Herzschmerzen, so dass er glaubte sterben zu müssen. Er hielt sich an meiner Hand fest. Er fühlte sich total einsam und alleine gelassen. Ich ermunterte ihn, die Schmerzen zuzulassen und mit meiner Unterstützung hindurchzugehen, wissend, dass bei ganz frühen Schmerzen kein Unterschied zwischen seelischen und körperlichen Beschwerden bestand. Mein Vertrauen, dass er beim Zulassen dieser Schmerzen nicht sterben würde, gab ihm den Mut, sich darauf einzulassen.

Als ich ihn anschließend aufforderte, mir in die Augen zu blicken, kam es zu einer sehr berührenden Szene, wo er mich lange ansah und weinte.

Nochmaliges Nachfragen bei seiner Mutter brachte diese dazu, die tatsächliche Geschichte seiner Geburt zu erzählen. Die Geburt war doch keine einfache, sondern eine sehr, sehr lange gewesen und er war letztlich erst mittels einer Saugglocke auf die Welt gebracht worden. Die Mutter hatte sich wegen ihres „Versagens" während des Geburtsaktes geschämt und hatte diese Geschichte vor ihrem Sohn geheim gehalten. Natürlich war er nach der Geburt von der Mutter getrennt worden und hatte sogar einige Tage im Brutkasten verbracht, weil er Schwierigkeiten mit seiner Atmung hatte.

Weiterer Verlauf der Therapie

Die Angstattacken zusammen mit Herzschmerzen verschwanden mehr und mehr. Seine Potenzprobleme hatten sich jungen Frauen gegenüber gelöst, er hielt aber weiterhin seine eheähnliche Beziehung zu seiner älteren Freundin aufrecht, mit der er jetzt aber keinen Geschlechtsverkehr mehr hatte.

Die Arbeit erstreckte sich auf drei weitere Jahre, in denen wir immer wieder sein Misstrauen und seine Abwertung Frauen gegenüber durcharbeiteten. Er lernte zu akzeptieren, dass Unabhängigkeit und völlige Freiheit eine Illusion sind. Wir sind nun einmal von der Schwerkraft, von Sauerstoff, von Essen, von sauberem Wasser aber auch von der Liebe unserer Bezugspersonen abhängig.

Der Drang nach der völligen Unabhängigkeit und Freiheit wurde nur deshalb von ihm angestrebt, weil diese Bedürfnisse in seiner Kindheit von der Mutter so stark unterdrückt worden waren.

Mischa lernte auch zu erkennen, dass er sich die Liebe, nach der er sich sehnte, nicht kaufen konnte, nur einen Ersatz für Liebe in Form von Bewunderung und Anerkennung. Liebe bekommt man immer geschenkt und muss dafür nichts tun – eine Erfahrung, die er am Anfang seines Lebens nicht gemacht hatte. Daher war für ihn diese Tatsache nicht leicht annehmbar.

Seine Art, durchs Leben zu gehen, war vergleichbar mit einer schnellen Autofahrt durch eine Blumenwiese, mit der anschließenden Enttäuschung, so wenig wahrgenommen zu haben. Dies änderte sich langsam. Er begann zu Fuß durch diese Wiese zu gehen und brachte es sogar fertig, sich manchmal hinzusetzen und nichts zu tun, außer wahrzunehmen und zu genießen.

Am Ende der Therapie hatte er nur mehr selten psychosomatische Beschwerden. Falls er in Krisen sein Herz spürte, konnte er diese Beschwerden den Ursachen zuordnen, die sie ausgelöst hatten, und musste nicht die nächste Spitalsambulanz aufsuchen. Er verbrachte weniger Zeit damit, seine Firmen zu vergrößern, und hatte mehr Freude am Alltagsleben.

Zusammenfassung und Ausblick

Der Schlüssel für die Änderung der Herzneurose war das Verständnis über den Zusammenhang zwischen dem dramatischen Start ins Leben, den frühen Schmerzen der Trennung von der Mutter und den Verlassenheitsgefühlen in der frühen Kindheit. Gleichzeitig hatte er durch seine Abhängigkeit von der Mutter, die körperlich und emotional nicht erreichbar war, gelitten und sich zum Schutz einen Panzer um sein Herz zugelegt, um nicht unter diesen schmerzhaften Gefühlen leiden zu müssen. Andererseits litt er unter der Leere, da ihn nun überhaupt keine Gefühle erreichen konnten. Der Vater konnte zwar auch keine Liebe zeigen, war ihm aber ein Vorbild in Bezug auf Macht und materielle Größe. Offensichtlich beherrschte der Vater die Frauen und schien nicht von ihnen abhängig zu sein.

Um zum Vater zu finden, hatte er einen Abwehrmechanismus gewählt, den wir die Identifikation mit dem Aggressor nennen.

Sein Symptom und gleichzeitig seine Chance, zu einer Therapie zu gelangen, war, dass ihm sein Organismus über seine Herzschmerzen Signale sandte, dass irgendetwas ganz Wichtiges in ihm nicht in Ordnung war. Die somatisch orientierte Medizin konnte ihm nicht helfen. Erst durch eine Fernsehsendung, wo er mich zufällig gesehen hatte, war er auf die Idee gekommene, dass seine Beschwerden psychosomatischer Natur sein könnten.

Das Schwierigste in der Therapie war, sich seinen oralen Bedürfnissen zu stellen. Meine Unterstützung und der Respekt vor seiner Person, das Zeigen meiner eigenen Berührtheit in dramatischen Augenblicken der Therapie machten ihm Mut zur Änderung. Er war wie eine eherne Statue gewesen, innen hohl, die Größe und Macht darstellte, die aber mit dünnen Beinen auf einem Sockel stand. Bevor diese Statue von ihrem Sockel stürzte (z.B. die reale Gefahr eines Herzinfarktes), hatte er den Mut gehabt, aus dieser Rolle auszusteigen.

Er kam in Kontakt zu seinen Gefühlen, auch wenn diese am Beginn mehr schmerzhaft als lustvoll waren. Sich öffnen bedeutet, verwundbar zu werden. Aber wir wissen alle, dass auch der stärkste Panzer nicht wirklich vor Verletzungen schützt. Gegen jeden Panzer gibt es eine panzerbrechende Waffe, und man ist umso leichter zu treffen, je unbeweglicher man ist – dort, wo man seine festen „Standpunkte" hat. Bewegung hingegen bedeutet, sich in Unsicherheiten zu begeben. Denken wir an das Beispiel des Gehens. Wenn wir auf beiden Füßen stehen, besitzen wir Stabilität. Heben wir einen Fuß zu einem Schritt vorwärts, begeben wir uns zunächst in einen Zustand des Ungleichgewichtes. Erst wenn der Fuß wieder den Boden erreicht, entsteht eine neue Stabilität. Bewegung bedeutet also, sich abwechselnd von einem Zustand der Sicherheit in einen Zustand der Unsicherheit zu begeben.

Mischa spürte nun mehr seine emotionale Verwundbarkeit, konnte aber auch langsam Emotionen wie Wärme und Zuneigung annehmen und empfinden.

Elsa [37]

Elsa kam vor drei Jahren mit dem ausdrücklichen Wunsch, körperorientierte Psychotherapie zu machen, in meine Praxis. Sie hatte vor längerer Zeit an einem Einführungswochenende für Klienten teilgenommen, an dem ich meine körperorientierte Psychotherapiemethode, die Emotionale Reintegration, demonstriert hatte. Sie selbst hatte sich nicht zum „Arbeiten" gemeldet und nur zugesehen. Es dauerte ein Jahr, bis sie sich entschloss, mich anzurufen und einen Termin zu vereinbaren.

Das Erstgespräch verlief sehr außergewöhnlich. Es zeigte sich bei Elsa die auch später stark auffallende Sprechhemmung, die derartige Ausmaße annahm, dass ohne eine Frage meinerseits keine verbale Äußerung kam. Wenn ich fragte, bestanden die Antworten nur aus „Ja" oder „Nein", auch dieses kam mit großer Verzögerung, oft erst nach einigen Minuten.

Psychopathologie

Aufgrund meiner psychiatrischen Ausbildung und Erfahrung explorierte ich die Patientin bezüglich einer eventuellen psychotischen Erkrankung, entweder eines schleichenden Prozesses oder eines Residualzustandes nach einem schizophrenen Schub. Die klassischen Symptome einer formalen Denkstörung und einer Erlebnisvollzugsstörung waren jedoch nicht vorhanden. Keinerlei wahnhaftes Geschehen war explorierbar. Lediglich die Fähigkeit zu einer affektiven Äußerung war deutlich eingeschränkt.

Elsa trug auffallend grelle Farben. Die Haare waren leuchtend rot gefärbt. Sie setzte starke Signale und machte damit sicher deutlich auf sich aufmerksam.

Die Mimik und die Gestik waren ebenfalls auffällig. Wenn Elsa emotional unter Druck stand, grimassierte sie in einer gleich bleibenden Art. Sie blickte meist nach rechts oder links oben, runzelte dabei die Stirn, wie wenn sie angestrengt nachdächte, und führte ihre rechte Hand mit gestrecktem Zeigefinger und steifem Handgelenk in Richtung ihrer Nase, ohne diese jedoch zu berühren. Es bestand der Eindruck einer Verlegenheitsgeste mit dem Charakter eines Tics. Es war ihr unmöglich, mir beim Gespräch in die Augen zu schauen.

---

37   Dieser Fallbericht über eine körperorientierte Psychotherapie mit einer 27-jährigen Klientin über einen Zeitraum von drei Jahren ist eine leicht veränderte Fassung eines Artikels, der erstmals in der 10. Nummer von *Pulsationen*, Zeitschrift des Arbeitskreises für Emotionale Reintegration, Wien, März 1994, publiziert wurde.

Trotz ihrer manierierten Art und des bei der Exploration für mich schwer einfühlbaren Verhaltens musste ich ein psychotisches Geschehen ausschließen. Sie war auch nie in stationärer oder fachärztlicher Behandlung gewesen.

Intellekt

Auf den ersten Blick machte das Gesamtverhalten den Eindruck einer großen Unbeholfenheit, die wie eine Minderbegabung aussah. Da die Exploration sehr zeitaufwändig war, wurde ein zweiter „Erst"interviewtermin vereinbart. In diesem Gespräch musste ich mein Vorurteil revidieren. Elsa arbeitete seit acht Jahren in einer Firma als Graphikerin und hatte – bis auf Latein – in einer Abendschule ihre Matura (Abitur) abgeschlossen. Offensichtlich war meine Fehleinschätzung auf Grund einer Gegenübertragungsreaktion geschehen, da ich das Verweigern der sprachlichen Kommunikation als Aggression gegen mich empfunden hatte.

Sexualität

Sie lebte seit fünf Jahren in einer Beziehung zu einem ausschließlich homosexuellen Geschäftsmann. Sie hatte nie mit ihm sexuellen Kontakt gehabt, obwohl sie es durchaus gewünscht hätte. Sie war einmal ausgebrochen und hatte ein kurzes sexuelles Abenteuer erlebt. Vor der Beziehung war es auch zweimal zu flüchtigen sexuellen Bekanntschaften gekommen, die von der Klientin als durchaus sexuell befriedigend geschildert wurden. Es war aber nie zu einer intensiveren Beziehung gekommen. Sie wollte sich aus der unbefriedigenden Beziehung lösen, ihr Freund überredete sie aber immer wieder, doch zu bleiben.

Sozialkontakte

Da sie keinerlei Soziakontakte außerhalb ihre Familie und der kleinen Firma mit drei weiteren Angestellten hatte, hatte sie den Schritt zur Trennung nicht gewagt. Zunächst war es mir nicht vorstellbar, dass Elsa mit der ausgeprägten Form ihrer Kommunikationsstörung im Leben, z.B. in ihrer Arbeitswelt, zurechtkam. Ich ließ mir ihre Arbeitssituation schildern, dabei erfuhr ich, dass man sie aufgrund ihrer Arbeit schätzte, jedoch wenig mit ihr sprach. Sie verdiente aufgrund ihrer langen Firmenzugehörigkeit überdurchschnittlich gut. Sie war auch eine angenehme Mitarbeiterin, da sie sich Aufträgen nie widersetzte. Es ärgerte Elsa, dass sie vom Firmenchef trotz ihrer 27 Jahre wie ein Kind behandelt wurde. Er rief sie Elsi, sie musste ihn siezen und hatte das Gefühl, sich ihm gegenüber nicht durchsetzen zu können. Sie dachte daran, die Firma zu wechseln, schob diesen Plan aber immer wieder hinaus.

Familie

Sämtliche Erinnerungen, die sich auf den Zeitraum vor dem sechsten Lebensjahr bezogen, waren wie ausgelöscht. Der Vater wurde als schweigsam, in sich gekehrt und dominant in der Familie beschrieben. Er hatte während und nach dem Krieg viele Jahre in Tuberkuloseheilstätten verbracht. Er war das unangefochtene Vorbild der Familie und setzte sich mehr durch Blicke und Gesten als mit Worten durch. Elsa fürchtete ihn, konnte sich aber nicht erinnern, je von ihm geschlagen worden zu sein. Die ältere Schwester war ebenso eingeschüchtert, nur die um drei Jahre jüngere Schwester konnte sich mehr herausnehmen und sich dem Druck widersetzen. Auch die Mutter ordnete sich den rigiden Ritualen des Vaters unter. Auffallend war die besondere Liebe des Vaters zu Friedhöfen, die Pflege der Gräber, wie auch des eigenen, welches er schon vorsorglich gekauft hatte. Fast sämtliche Fotos, in denen der Vater mit oder ohne Elsa abgebildet war, zeigten im Hintergrund Gräber. Ich versuchte, die Kindheitsanamnese mittels des Familienfotoalbums zu rekonstruieren. Ein interessantes Detail wurde auf einem Foto dokumentiert: Bereits mit einem Jahr saß die kleine Elsa auf dem Topf. Offensichtlich bestand ein starker Druck auf das Kind in Bezug auf Leistung. Die kleine Elsa war meist alleine oder mit ihrer Schwester abgebildet, einige wenige Male mit ihrer depressiv wirkenden Mutter. Zu dieser hatte Elsa mehr Beziehung als zum Vater. Von beiden Elternteilen hatte sie keine körperliche Zuneigung erhalten. Es wurde in der Familie nicht viel geredet und von Elsa wurde erwartet, dass sie brav und still sei und zuhöre, vor allem wenn der Vater sprach.

Charaktertyp

Vom Körperbautyp her war Elsa groß, dünn mit langen kühlen Fingern und Zehen. Der Kopf war meist leicht zur Seite geneigt, Brust und Zwerchfell waren stark zusammengehalten. Es bestand eine ausgeprägte Trichterbrust. Obwohl der Körper dünn und zerbrechlich wirkte, waren die Extremitätenmuskeln, vor allem der unteren Extremität, z.B. die Waden, sehr kräftig. Tatsächlich betrieb sie Sport wie Surfen und Klettern und zeigte dabei große Ausdauer.

Vom reich-lowenschen Körperbautyp her entsprach sie dem schizoiden Typ, der jedoch im ödipalen Alter nochmals eine muskuläre Schicht der Abwehr aufgebaut hatte.

Der Therapiewunsch war, selbstsicherer zu werden und sich sowohl aus der unbefriedigenden Partnerschaft als auch aus der unbefriedigenden Arbeitssituation zu befreien.

Meine diagnostischen Zuordnungen waren die einer schweren schizoiden Charakterstruktur mit starker Verschlossenheit als Schutz vor dem Wiedererleben einer feindseligen, kalten Umgebung. Zusätzlich gab es einige hysterische Persönlichkeitskomponenten.

Therapieplan

Der Therapieplan meinerseits bestand darin, den Organismus zu unterstützen und zu ermuntern, sich zu öffnen und die Energie vom Zentrum in die Peripherie fließen zu lassen, bewusste Kontaktaufnahme zum eigenen Körper zu ermöglichen und bewusst zu machen, welche Emotionen in diesen starren Gelenken und in der angespannten Muskulatur festgehalten wurden. Möglicherweise würde es gelingen, dadurch die verdrängten Kindheitserinnerungen in das Bewusstsein zurückzuholen und dem Durcharbeiten zugänglich zu machen.

Wenn dies gelingen würde, so könnten sich befriedigendere Beziehungen und Sozialkontakte entwickeln.

Frequenz: Es wurde eine Frequenz einmal wöchentlich über einen voraussichtlichen Zeitraum von mindestens zwei Jahren vereinbart. Innerhalb des Beobachtungszeitraumes von drei Jahren fanden rund 120 einstündige Sitzungen statt.

Behandlungsverlauf

Das Besondere an dem dokumentierten Fallbeispiel ist die Tatsache, dass 90 % der Interventionen nonverbal verliefen. Dies ist nicht typisch für die Methode der Emotionalen Reintegration, da sich üblicherweise verbale und nonverbale Interventionen durchaus die Waage halten. Der Grund dafür war die Unfähigkeit der Klientin zu verbalisieren.

Verbale Interventionen beschränkten sich auf Einleitungssätze mit Fragen über die Befindlichkeit, Abschlusssätze mit dem Besprechen des stattgehabten Prozesses und Zwischenfragen meinerseits über die von mir beobachteten Veränderungen während der Sitzung. Meine üblichen Fragen bezogen sich immer auf die im Hier und Jetzt wahrgenommenen Gefühle, Körperempfindungen und Gedanken.

Die therapeutische Beziehung

Die therapeutische Beziehung war von Anfang an durch Ambivalenz geprägt. Einerseits gab mir Elsa einen großen Vertrauensvorschuss, gleichzeitig bekam ich starke, durch Angst geprägte Vaterprojektionen übertragen. Immer wenn große Angst auftrat, fiel ihr das Gesicht ihres Vaters ein, jedoch ohne einer Zuordnungsmöglichkeit zu einem bestimmten Geschehen. Da dies regelmäßig in Zusammenhang mit sexuellen Themen entstand, dachte ich öfters an einen möglichen Missbrauch der Patientin in der Kindheit, jedoch erinnerte sie keinerlei derartige Vorkommnisse. Ich hielt meine Deutungen in dieser Hinsicht zurück und wartete, ob nicht klarere Erinnerungen hochkommen würden.

Nach drei Jahren konnte Elsa mit mir durchaus flüssig, kürzere Gespräche führen und mir dabei ins Gesicht schauen. Sie korrespondierte auch affektiv und konnte Berührung ohne Angstreaktionen tolerieren. Sie begann am Anfang der Stunden von selbst zu sprechen und adäquat am Ende der Stunde mit mir den vorausgegangenen Prozess nochmals durchzugehen und kognitiv zu verarbeiten.

Interventionen und Techniken

Eine typische Sitzung sah etwa folgendermaßen aus: Nach einem kurzen Einleitungsgespräch, welches Elsa bereits sehr stresste, ließ ich sie auf der Matte niederlegen. Meist zeigten große Schweißflecken am T-Shirt das Ausmaß der Aufregung und die Stärke der Aufladung an.

Ich berührte leicht und beruhigend ihre Zwerchfellgegend. Eine Lösung der Zwerchfellanspannung geschah bei Elsa anfangs überhaupt nicht, sondern scheinbar unabhängig von der Körperstelle, die ich berührte, erfolgte eine Angstreaktion. Typisch war auch, dass sie geradeaus blickte, alle zwanzig oder dreißig Sekunden aber misstrauisch zu mir her sah. Es schien zunächst auch bedeutungslos zu sein, ob ich an der linken oder rechten Seite ihres Körpers saß.

Ich versuchte am Beginn das Setting zu ändern, im Sitzen und im Stehen zu arbeiten. Auch einige Stunden, ohne sie überhaupt zu berühren. Als ich mir von ihr die Distanz zeigen ließ, in der sie sich vor mir sicher fühlte, betrug diese sicherlich mehr als vier Meter.

Schließlich kamen wir überein, es doch mit Berührung zu versuchen, mit der ausgemachten Möglichkeit der sofortigen Unterbrechung, wenn Elsa mir dies signalisieren würde. Von diesen Stopps machte sie auch im ersten Jahr sehr häufig Gebrauch. Besonders wenn ich jene Stellen ihres Körpers berührte, die ihr am meisten Angst machten. Dies waren der Rücken und der Hinterkopf. Auch im weiteren Verlauf der Therapie, die eine deutliche Änderung der Übersensibilität dieser Regionen erbrachte, konnte allerdings kein Zusammenhang mit einem spezifischen Erlebnis oder einer Erinnerung gefunden werden.

Wenn ich sie nun berührte, zum Beispiel indem ich ihre rechte Hand in meine nahm, kam es sofort zu massiven Entladungsreaktionen am ganzen Körper. Sie waren sehr heftig, fast immer und von Anfang an mit rhythmischen Beckenentladungen verknüpft. Im ersten Jahr fehlte ein feines Zittern oder Fibrillieren völlig. Sehr oft wurde die Entladung durch starke tonische Primitivreflexe unterbrochen, etwa im Sinne eines Arc de cercle. Anfangs musste ich oft unterbrechen, nachdem ich bemerkt hatte, dass Elsa abzuspalten begann, wenn es zu dramatisch wurde.

Das Beeindruckendste für mich war die Nachbesprechung oder die Information, die mir Elsa bei Unterbrechungen durch mich gab. Trotz der Dramatik und der Heftigkeit des motorischen Ausbruches empfand Elsa keine Emotionen und hatte, zumindest ihren Angaben nach, keine Bilder dazu gehabt. Es bestand also eine Spaltung zwischen Motorik und Fühlen, die mit dem massiven Zwerchfellblock zusammenhing, und eine Spaltung zwischen Intellekt und Gefühl, wie sie durch die Blockierung der Stimme zum Ausdruck kam.

Die Körperregionen, auf die ich mich zunächst konzentrierte, waren also – neben dem so weit wie möglich immer wieder hergestellten Augenkontakt – zunächst das Zwerchfell und der Hals. Zu beiden Regionen nützte ich lange Zeit den Zugang über die Gelenke, also das Handgelenk, das Ellenbogengelenk und die Fingergelenke.

Im Verlaufe von Monaten änderte sich ganz langsam das Reaktionsmuster. Die heftigen Entladungen wichen sanfteren und spezifischeren Entladungen, Elsa ließ sich nicht nur vertrauensvoller berühren, sondern hielt auch von sich aus streckenweise mit gleichem Druck meine Hand wie ich die ihre. Eine Zeit lang, besonders bei der Berührung der Fußgelenke, kamen zu den aufsteigenden Angstgefühlen immer wieder Bilder des Vaters. Meist war nur sein ausdrucksloses und strenges Gesicht erinnerbar.

Viel später kamen erstmals Emotionen, zunächst Traurigkeit. Zum Unterschied von den meisten Klienten kam es aber eher nur zu feuchten Augen, zu keinem wirklichen Weinen oder Schluchzen. Wiederum konnte trotz der deutlichen Empfindungen damit kein Thema in Zusammenhang gebracht werden. Diese sonst typische Form der Verknüpfung erfolgte nicht. Etwas später kam es auch zu ersten Zorngefühlen, sogar Wutausbrüchen, die durch spontanes Schlagen mit den Fäusten, meist im Knien, oder zu heftigem Stoßen mit den Beinen im Liegen führten. Dabei hatte Elsa immer das Gesicht des Vaters vor Augen, konnte aber nicht sagen, warum diese Wut vorhanden war.

Noch später stellten sich Gefühle von Verlassenheit und Sehnsucht ein, es kam erstmals dabei zu einer spontanen Verknüpfung mit einer Erinnerung.

Es tauchte eine Situation auf, wo Elsa, nach gemeinsamer nachträglicher Rekonstruktion, nicht viel älter als drei Jahre gewesen sein konnte. Sie sollte aus irgendeinem Grund zu ihrer Großmutter gebracht werden und weigerte sich. Starke Traurigkeit und Verlassenheitsgefühle kamen an die Oberfläche.

Verlauf

Obwohl die Quantität der Verknüpfungen zwischen Körper (quer gestreifte und glatte Muskulatur, Gelenke und Haut), Emotion und Intellekt im Vergleiche zu anderen Fällen gering war, war dennoch die Quantität der Veränderungen bemerkenswert.

Etwa nach einem dreiviertel Jahr löste Elsa ihre Beziehung zu dem älteren homosexuellen Freund. Ein weiteres halbes Jahr später lernte sie einen gleichaltrigen Berufskollegen kennen. Sie nahm zu ihm sexuellen Kontakt auf. Es entwickelte sich eine gute partnerschaftliche Beziehung, die bis zum Zeitpunkt des Berichtes intakt und in jeder Hinsicht befriedigend ist.

Elsa ist noch immer in Therapie. Sie macht im Büro keine Überstunden mehr und brachte erst kürzlich die Mitarbeiter dazu, dem Chef eine steife und ungemütliche Betriebsweihnachtsfeier auszureden. Sie wehrt sich dagegen, an ihrem Arbeitsplatz wie ein Kind behandelt zu werden.

Sie hatte das unterbrochene Lateinstudium für den Maturaabschluss wieder aufgenommen und trat zu einer Aufnahmeprüfung an der Akademie für angewandte Künste an.

Nachdem sie einmal in Latein durchgefallen war, erbat sie sich einen Vorsprachetermin bei ihrer Prüferin, da sie den Eindruck hatte, aus persönlichen Gründen ungerecht behandelt worden zu sein. Es gelang ihr, ein klärendes Gespräch zu führen. Im zweiten Therapiejahr fuhr sie mit ihrem Freund und anderen jungen Leuten auf einen gemeinsamen Skiurlaub.

Während unserer verbalen Kommunikation kann Elsa heute über lange Zeiträume meinen Blick erwidern, ihre Verlegenheitsgesten sind nur mehr in Ansätzen vorhanden, sie korrespondiert affektiv und kann sich verbal, über längere Zeiträume zusammenhängend mitteilen.

In der Körperarbeit sind die überschießenden Massenbewegungen verschwunden, es erfolgen differenzierte und koordinierte Bewegungen, die Entladungen erfolgen harmonisch und oft als Ganzkörperausdruck ohne segmentale Blockierung.

Die emotionale Starre ist nicht mehr vorhanden. Wenn Traurigkeit hochkommt, kommt es zu Tränen, das Lachen hat seinen Ausdruck gefunden und Zorn kann ausgedrückt werden. Aufregung zeigt sich jetzt eher durch Rotwerden im Gesicht und nicht durch die anfangs beschriebenen Manierismen.

Zum Zeitpunkt des Berichtes ist es möglich, zehn Minuten lang flüssig mit Elsa über ein Thema zu sprechen. Die eingangs erwähnten Unterbrechungen sind praktisch nicht mehr vorhanden.

Zusammenfassung und Ausblick

Am Beginn hatte ich innerlich keine zu großen Erwartungen, Elsa aus ihrem fast mutistischen Zustand befreien zu können. Ich hatte dennoch mit der Therapie begonnen, weil ich für sie keine andere Alternative sah, als es zu versuchen, und mich auch der Schwierigkeitsgrad der Störung herausforderte. Elsa schien von Anfang an optimistischer zu sein als ich. Die positive Übertragung half sicherlich, Vertrauen herzustellen. Mit fortschreitendem Erfolg stieg natürlich auch mein Optimismus.

Für mich zeigt diese Falldarstellung, dass es möglich ist, wenn die verbale Kommunikation ausgeschlossen oder zumindest sehr erschwert ist, über den Körper einen Zugang zu schaffen, der eine tiefenpsychologische Aufarbeitung ermöglicht.

Wie erwähnt, ist Elsa weiterhin in Therapie. Im Augenblick arbeiten wir weiter an erschreckenden Vaterbildern die bei der Lösung bestimmter Blockierungen auftreten. Ich habe aufgehört zu spekulieren, was da wohl alles geschehen sein könnte, und beobachte aufmerksam das Puzzle, welches sich Stück um Stück von selbst zusammensetzt in der Hoffnung, dass es möglichst vollständig werden wird, wenn sich unsere Arbeit weiterentwickelt.

Maria

Maria kam nach einem Suizidversuch mit Tabletten zum Erstgespräch. Sie war 22 Jahre alt, studierte Biochemie, war hoch intelligent und im Gespräch sehr sachlich und gefasst. Nach der Tabletteneinnahme war sie auf eine interne Abteilung eingeliefert worden und nach zwei Tagen wieder entlassen worden. Man hatte sie nicht auf die Psychiatrie überstellt, weil sie so vernünftig, klar und sachlich mit den Ärzten reden konnte und diese überzeugt hatte, dass sie bereis aus der Krise heraus war und nicht mehr daran dachte, sich umzubringen.

Einen aktuellen Grund, warum sie diesen ersten Suizidversuch unternommen hatte, wollte oder konnte sie nicht angeben. Sie sei sehr vereinsamt, habe keinen Freund und keine wirklich nahe Freundin. Sie würde noch bei ihren Eltern wohnen.

Zum Vater habe sie seit sehr langer Zeit eine sehr distanzierte Beziehung. Sie hatte in ihrer Kindheit eine engere Beziehung zu ihm gehabt als zur Mutter, diese Beziehung sei allerdings im Alter von fünf Jahren abgerissen. Sie könne sich nicht vorstellen ihren Vater zu umarmen oder ihm einen Kuss zu geben. Er ging in seinem Beruf als Hochschullehrer auf und hatte sehr wenig emotionalen Kontakt zu seiner Familie.

Die Mutter, früher Kindergärtnerin, war nach der Geburt ihrer beiden Kinder – die Schwester war zwei Jahre älter als die Patientin – im Haushalt geblieben. Sie hatte schon lange daran gedacht, sich scheiden zu lassen, aber die Angst, allein zu bleiben und finanziell starke Einbußen in Kauf zu nehmen, hielt sie davon ab. Früher hatte sie den Grund für ihr Bleiben in den zwei Kindern gesehen. Die Schwester war aber bereits von zu Hause ausgezogen und lebte in einer Wohngemeinschaft mit anderen Studenten.

Früh hatte die Mutter Maria mit in die Schwierigkeiten ihrer Ehe einbezogen und ihr anvertraut, dass sie bereits seit Jahren keinen Geschlechtsverkehr mehr mit dem Vater habe.

Marias aktuelle Schwierigkeiten bestanden darin, dass sie es nicht schaffte, mit ihrer Diplomarbeit zu beginnen und unter Sinnlosigkeitsgefühlen in ihrem Leben litt. Sie hatte einmal einen sexuellen Kontakt zu einem gleichaltrigen Jugendlichen gehabt, dabei allerdings Ekel und Abscheu empfunden und die Beziehung nicht weitergeführt.

Für mich blieb der Anlass für die dramatische Handlung des Selbstmordversuches vorerst nicht einfühlbar. Auch die Gefasstheit und fast Kühle der Patientin verwirrten mich, da dies nicht zu dem Bedürfnis nach Hilfe zu passen schien, mit dem sie zu mir gekommen war. Aktuelle Zeichen einer Depression oder einer Psychose konnte ich nicht finden.

Der Gesprächsfluss schien immer wieder zu versiegen, wenn ich keine Fragen stellte oder bei ihren knappen Sätzen nicht immer wieder nachfragte.

Wir vereinbarten zunächst drei Sitzungen pro Woche, zumindest so lange, bis sich eine klare Stabilisierung des Zustandes der Patientin eingestellt habe. Eine finanzielle Problematik bestand nicht, da der Vater sehr gut verdiente und bereit war, die Therapie der Tochter zu bezahlen. Auffallend war, dass nur die Mutter sie im Spital besucht hatte, während der Vater die Mutter wohl zum Spital gebracht hatte, aber im Auto sitzen blieb, bis die Mutter wiederkam.

Körperlich war die Patientin schlank, fast dünn, hatte etwas von einer Porzellanpuppe an sich. Am auffallendsten war ihr etwas verlorener Blick, wie wenn sie in weite Ferne schauen würde, während sie mit mir sprach.

Ihre Geburt sei unauffällig gewesen, die Mutter hatte allerdings abgestillt, da sie drei Wochen nach der Geburt ihren Mann auf eine Auslandsreise in die Vereinigten Staaten begleitete und ihre Tochter für einen Monat bei ihrer Mutter gelassen hatte. Mit zwei Jahren war sie drei Wochen lang wegen einer unklaren Infektion im Spital gelegen, wobei es den Eltern nicht gestattet worden war, sie zu besuchen. Nur einmal die Woche konnten die Eltern sie durch eine Glasscheibe hindurch sehen.

Diagnostisch war mir klar, dass es sich hier um eine frühe Störung handelte. Vom Körpertyp war sie nicht eindeutig zuordenbar, jedoch handelte es sich um eine so genannte weiche Struktur.

Beginn der Therapie: Schwierigkeiten, in Kontakt zu kommen

Die erste Sitzung, in der sie zunächst auf der Liege saß, verlief sehr zäh. Die Patientin sprach kaum, antwortete nur einsilbig auf meine Fragen. Als ich sie aufforderte, mir ihre Hand zu reichen, lehnte sie dies heftig ab. Sie hatte die Ärmel ihres Pullovers weit hinuntergezogen sodass nur die Fingerspitzen hinausschauten.

Auf mein Fragen, warum der Handkontakt für sie schwierig sei, bekam ich keine Antwort. Es dauerte drei weitere Stunden, bis sie bereit war, mit ihre Hand zu reichen.

Diese war kalt, feucht vor Anspannung und ohne eine spürbare Intention, wirklich mit mir in Kontakt zu kommen. Während ich mit ihr über meine Wahrnehmung sprach, sah ich plötzlich den Grund, warum sie mir ihre Hand nicht hatte geben wollen. Auf der Innenseite des Unterarmes, der durch das Handgeben sichtbar geworden war, sah ich mehrere Narben von Schnittwunden. Ich erkannte, dass es sich hier um selbstverletzendes Verhalten handelte. Ich sprach sie direkt darauf an.

Nach langem Schweigen und dem neuerlichen Rückzug ihrer Hand erzählte sie mir schließlich, sie befürchte, dass sie die Behandlung abbrechen werde, da ich jetzt das Ausmaß ihrer Störung erkennen würde. Sie hatte es fertig gebracht, viele Monate lang sogar vor ihren Eltern zu verbergen, dass sie sich selbst schnitt. Sie trug auch im Sommer immer lange Ärmel. Sie schnitt sich auch in den Bauch und in die Oberschenkel.

Die nächsten Stunden verbrachte ich damit, mit Maria ein Vertrauensverhältnis aufzubauen.

Ich definierte meine Position als ihr Begleiter und ihr Anwalt, nicht als jemand, der sie verurteile. Wir würden allerdings einen Vertrag brauchen, der es mir ermöglichte, ihr langfristig zu helfen. Bevor sie wieder an einen Selbstmordversuch denken würde, sollte sie mit mir Kontakt aufnehmen. Ich befürchtete aus Erfahrung, dass sich ein Suizidversuch wiederholen könnte.

Maria dachte eine Weile nach und stimmte dann zu.

Wir verbrachten viel Zeit mit dem Zulassen von Empfindungen, etwa beim Händedruck oder bei der Berührung ihrer Arme. Ich massierte häufig ihre Fingergelenke, um das Empfinden in die Peripherie zu bringen. Verblüffend war für mich eine Antwort, als ich sie fragte, wo sie das Zentrum ihres Körpers empfinde. „Hier", sagte sie und deutete auf ihren Kopf.

Zu einer ersten dramatischen Regression kam es, als ich das erste Mal im Liegen an ihrem Schultergelenk arbeitete. Das Schultergelenk ist ja, wie im theoretischen Teil dieses Buches beschrieben, mit dem Becken verbunden.

Maria begann zu schreien, schloss die Augen und bäumte sich nach rückwärts, sodass ihr Körper einen Bogen machte. Ich hatte Mühe, sie vor dem Herunterfallen von der Liege zu bewahren. Erst nach längerem Halten und beruhigendem Sprechen kam sie zurück, ohne beschreiben zu können, was sie in diesen Augenblicken empfunden hatte. Offensichtlich hatte sie abgespalten.

Erinnerung an Missbrauch

Es dauerte wieder einige Sitzungen, bis Maria tolerieren konnte, an der Schulter berührt zu werden. Zu den Emotionen der Angst und der Intention, weglaufen zu wollen, kamen langsam Bilder. Sie erinnerte sich an das Alter, als sie etwa fünf Jahre alt und der Vater in das Kinderzimmer gekommen war, um dort vor den beiden Mädchen zu masturbieren. Obwohl die Erinnerung deutlich war, zweifelte die Patientin an der Realität dieser Erinnerungen. Dies kommt häufig in ähnlichen Situationen vor, es war jedoch in diesem Falle möglich, mit ihrer älteren Schwester darüber zu sprechen. Sie bestätigte das Geschehene.

Die Patientin erinnerte an den zunächst sehr guten Körperkontakt mit dem Vater und begann Schuldgefühle zu empfinden, als ob sie den Vater zu den sexuellen Handlungen verführt hätte. Es war ihr unmöglich, den Vater mit den Erinnerungen zu konfrontieren, jedoch begann sie mit ihrer Mutter über die Erlebnisse zu sprechen. Als Kind hatte sie aus eben diesen Schuldgefühlen heraus nicht gewagt, die Mutter um Hilfe zu bitten. Außerdem hatte sie nicht wirklich Vertrauen zu dem eher kühlen und distanzierten Wesen ihrer Mutter gehabt. Die Mutter verkraftete die Erzählungen Marias kaum. Sie erzählte ihrer Tochter über exzentrische sexuelle Details, die der Vater früher beim Verkehr von ihr verlangt hatte. Sie musste sich dabei wie ein Mädchen kleiden, um jünger auszusehen. In der Folge kam es zur Scheidung der Eltern. Die Mutter fühlte sich stark genug, das durchzuführen, was sie bereits seit Jahren vorgehabt hatte.

Zugang zum eigenen Körper finden

In den nächsten Schritten ging es darum, die Patientin an das Empfinden ihres Körpers heranzuführen, zu dem sie keinen Zugang hatte. In ihrem subjektiven Empfinden spaltete sie alles, was sich unterhalb des Kopfes befand, ab. Wirklich spüren konnte sie ihren Körper nur, wenn sie sich auf Grund von starker innerer Spannung zu schneiden begann. Eine Erklärung für diese Unempfindlichkeit des Körpers findet sich in den Arbeiten von Hilarion Petzold (Petzold 1990), der diese Form der Abwehr „archaische Anästhesierung" nennt. Klar ausgeprägte Ich-Anteile wie Arbeit und Leistung stehen schlecht ausgeprägter Leiblichkeit und schlechten sozialen Netzwerken gegenüber.

Als Notlösung für die nächste Zeit verschrieb ich der Patientin Psychopharmaka, die sie in den Situationen nehmen sollte, wenn der Drang zum Schneiden unerträglich werden würde. Wie aus der Literatur (Sachse 1995) bekannt ist, brauchen Patienten mit ähnlicher Symptomatik allerdings sehr hohe Dosen, die dennoch wenig Wirkung zeigen. Natürlich war mir das Risiko bewusst, dass ich der Patientin damit eine Möglichkeit zu einem weiteren Suizidversuch in die Hand gegeben hatte. Das Vertrauensverhältnis zu mir war aber stark gewachsen, und die therapeutische Beziehung schien tragfähig zu sein. Es kam zunächst zu einer Verschiebung der Symptomatik. Die Patientin bekam Fressanfälle, besonders nachts. Es dauerte ein weiteres Jahr, bis Maria es das erste Mal zulassen konnte, sich von einer Masseurin massieren zu lassen, und erst im dritten Jahr der Behandlung wagte sie es, das erste Mal in ein öffentliches Bad zu gehen und ihren Körper anderen Menschen sichtbar zu machen.

Krise

Es gab eine Krise im zweiten Behandlungsjahr, als ich im Sommer einen Monat Urlaub machte. Obwohl ich Maria die Adresse einer psychotherapeutischen Kollegin gegeben hatte, die sie in Krisen betreuen sollte, kam es zu einem weiteren Suizidversuch, diesmal mit der Einlieferung der Patientin auf eine psychiatrische Abteilung. Dort wurde die oberflächliche Diagnose Depression gestellt und sie wurde auf Antidepressiva eingestellt.

Wir arbeiteten dieses Thema durch. Sie war durch die Unterbrechung der Therapie in eine Verlassenheitsdepression gekippt, durch die Symbiosewünsche zu mir war ihr eine Abgrenzung für den Zeitraum von einem Monat nicht möglich gewesen. Petzold nennt diese Form der Abwehr „archaische Regression". Das Durcharbeiten dieser Gefühle führte zu emotionalen und körperlichen Erinnerungen an den frühen Spitalsaufenthalt und die Verlassenheit nach der Geburt durch die Mutter. Dies war eine sehr intensive Zeit innerhalb der Therapie. Ich musste Maria sehr viel Containing geben, damit sie sich an diese Gefühle heranwagen konnte, ohne abzuspalten.

Sie wurde meist von mir an den Schultern gehalten oder sie hielt meine Hand fest in den ihren. Wir unterbrachen immer wieder die schmerzhaften Erinnerungen, um im Hier und Jetzt, mit zeitweiligem Augenkontakt, das Erlebte durchzubesprechen. Ich achtete darauf, dass die Menge des Schmerzes, die hochkam, nicht zu viel für Maria wurde. Die Therapie dauerte insgesamt fünf Jahre, wobei die Frequenz im fünften Jahr nur mehr einmal die Woche betrug.

Ausblick

Das selbstverletzende Verhalten hatte aufgehört und Maria hatte ihre Diplomarbeit abgeschlossen. Sie konnte Körperkontakt bis zu einem gewissen Grade zulassen, brauchte keine Psychopharmaka mehr und hatte ihre Sozialkontakte erweitert. Sie war sogar mit einer Gruppe gleichaltriger Studenten, in der auch junge Männer waren, im Sommer in den Urlaub gefahren. Obwohl sie sich zu einem Studenten sehr hingezogen fühlte, konnte sie aber noch keine sexuellen Kontakte zulassen.

Die Therapie wurde beendet, als Maria ein post-graduate Stipendium in den Vereinigten Staaten bekommen hatte und Österreich für ein Jahr verließ.

Anhang: Die Abwehrmechanismen

Abspaltung

Vorweg einige Anmerkungen zu dem von mir häufig verwendeten Begriff Abwehrmechanismus der Abspaltung. Dieser ist eng mit dem Begriff der Dissoziation (Scharfetter 1998) verbunden.

Im DSM 4 (Saß u.a. 1996) wird die dissoziative Amnesie, die meinem Begriff der Abspaltung sehr nahe steht, folgendermaßen beschrieben: Die dissoziative Amnesie zeigt sich in einer oder mehreren Episoden, in denen eine Unfähigkeit besteht, sich an wichtige persönliche Informationen zu erinnern, die zumeist traumatischer oder belastender Natur sind. Der Begriff der Dissoziation geht als psychodynamisches Denkmodell auf Janet und Freud zurück und bedeutet eine im Hinblick auf Belastung (Trauma), Lebensalter oder Situation hilfreiche Notfallstrategie. Nach Janet geschieht dies eben durch Dissoziation und Abspaltung, Split, im schwersten Fall durch die Fragmentation des Ich/Selbst. Bei Freud sind die Begriffe Dissoziation und Verdrängung nicht klar getrennt. Allerdings beschreibt Freud, „dass der seelische Apparat vor der scharfen Sonderung von Ich und Es, vor der Ausbildung eines Über-Ichs andere Methoden der Abwehr übt als nach der Erreichung dieser Organisationsstufen." (Freuds Gesamtwerke, Band XIV S. 197, zitiert bei Laplanche und Pontalis 1973, S. 31)

Die Abspaltung als Notfallsstrategie steht uns schon am Lebensanfang zur Verfügung, ebenfalls bei massiven Traumatisierungen im Erwachsenenalter.

Abwehrmechanismus

Der Begriff stammt aus der Psychoanalyse und wurde von Sigmund Freud zusammen mit Josef Breuer bereits 1893 (Freud 2000, S. 9 ff.) in der Arbeit „Über den psychischen Mechanismus hysterischer Phänomene" verwendet. Als Abwehrmechanismen werden unterschiedliche Arten von Verhaltensweisen bezeichnet, die den Menschen vor seelischen Konflikten schützen sollen.

Die Emotionale Reintegration hat kein eigenes System von Abwehrmechanismen geschaffen, sondern wir verwenden die hier beschriebenen Abwehrmechanismen im Kontext unserer Arbeit.

Sigmund Freud zählte zu den Abwehmechanismen:
- ➤ Verdrängung
- ➤ Regression
- ➤ Isolation
- ➤ Ungeschehenmachen
- ➤ Wendung gegen die eigene Person
- ➤ Verkehrung ins Gegenteil
- ➤ Sublimierung
- ➤ Projektion
- ➤ Introjektion

Seine Tochter **Anna Freud** (1984) hat diesen Abwehmechanismen vier weitere hinzugefügt:
- ➤ Verleugnung
- ➤ Identifizierung mit dem Aggressor
- ➤ Idealisierung
- ➤ Ich-Einengung

Melanie Klein (1962) beschrieb als primäre Abwehrmechanismen:
- ➤ Objektspaltung
- ➤ projektive Identifizierung
- ➤ Verleugnung der psychischen Realität
- ➤ die omnipotente Kontrolle des Objektes

Fritz Perls (1979, S. 257): Die Gestalttherapie beschränkt die Anzahl ihrer Abwehrmechanismen auf fünf. Wenn man so will, lassen sich alle anderen Abwehrmechanismen auf diese fünf reduzieren.
- ➤ Introjektion
- ➤ Projektion
- ➤ Retroflexion
- ➤ Konfluenz
- ➤ Egoismus

Erving Polster (1983, S. 93) änderte dann den fünften Abwehrmechanismus von Perls in den Begriff der Deflexion.

Bei frühen Schädigungen haben **Petzold und Orth** (1990) sehr primitive Abwehr-
bzw. Bewältigungsstrategien unter Verwendung von gestalttheoretischen Begriffen beschrieben, die ich ebenfalls in meinen Beschreibungen verwende:

➤ archaische Regression (Konfluenz im Sinne von Verschmelzungsphantasien und
Symbiosewünschen);

➤ archaische Retroflexion (Bei Traumatisierungen kommt es zu einer Überstimulie-
rung, aggressive Regungen müssen verhalten werden. Sie werden retroflektiert, das
Leib-Selbst gerät in einen Dauerstress und wird Schauplatz eines Kampfes gegen
den eigenen Körper.);

➤ archaische Anästhesierung (Um gegen destruktive Impulse unempfindlich zu werden, wird der Körper zum „Fremdkörper". Der Verdinglichung des Körpers entspricht der hohe Funktionalismus und die Leistungsbezogenheit. Die Leiblichkeit
ist schlecht ausgeprägt und es bestehen schlechte soziale Netzwerke.);

➤ archaische Spaltung (durch die Retroflexion treten widerstreitende Impulse auf.
Ein konsistentes Selbst kann nicht entwickelt werden, es kommt zur Fragmentie-
rung.).

Anschrift des Autors:
Dr. Peter Bolen
Heinrich-Ottgasse 2c
A-2361 Laxenburg
eMail: bolen@kabsi.at

Literatur

Abraham, Karl: Versuch einer Entwicklungsgeschichte der Libido auf Grund der Psychoanalyse seelischer Störungen. In: *Psychoanalytische Studien zur Charakterbildung*. Frankfurt a.M., S. Fischer, 1969.

Albery, Nicholas: Wie neugeboren. Interview mit Arthur Janov. *Der Grüne Zweig* 107. Löhrbach, Werner Piepers Medienexperimente, 1984.

Baker, Elsworth F.: *Der Mensch in der Falle*. München, Kösel. 1980. Englische Erstausgabe: Man in the Trap. New York, 1967.

Balint, Michael: *Therapeutische Aspekte der Regression. Die Theorie der Grundstörung*. Stuttgart, Klett Cotta, 1970.

Bandler, Richard und Grinder, John: *Neue Wege der Kurzzeittherapie*. Paderborn, Junfermann, 2001[13].

Bhagwan, Shree Rajneesh: *Die Gans ist raus!* Meinhard, Sannyas, 1983.

Bion, Wilfred R.: *Lernen durch Erfahrung*. Frankfurt a.M., Suhrkamp, 1977.

Bleuler, Eugen und Bleuler, Manfred: *Lehrbuch der Psychiatrie*. Berlin, Springer, 1983.

Boadella, David: *Befreite Lebensenergie*. München, Kösel. 1991.

Boadella, David: Bio-Energie und Körpersprache. In: Petzold, H. (Hg.): *Die neuen Körpertherapien*. Paderborn, Junfermann, 1977.

Boadella, David: *Replik Energiebegriff*. 2004. Im Internet im VKD Internetwork einsehbar: http://www.koerpertherapie-net.de/Texte/texteakt_8.htm

Boadella, David: *Wilhelm Reich*. München, Droemer Knaur, 1998.

Bolen, Peter: Erstmanifestation eines Grand-Mal-Anfalles in einer Therapiesitzung. In: *Pulsationen*, Zeitschrift des Arbeitskreises für Emotionale Reintegration, Nr.12. Wien, 1994 S. 13 ff.

Bolen, Peter: Vegetotherapie und Gestalttherapie, Gemeinsame Wurzeln. *Pulsationen*, Zeitschrift des Arbeitskreises für Emotionale Reintegration, Nr. 4. Wien, Oktober 1992.

Boyesen, Gerda und Boyesen, Monalisa: Biodynamische Theorie und Praxis. In: Petzold, H. (Hg.): *Die neuen Körpertherapien*. Paderborn, Junfermann, 1977.

Boyesen, Gerda und Bergholz, Peter: *Dein Bauch ist klüger als Du!* Hamburg, Miko Edition, 4. Auflage. 2004.

Breuer, Josef und Freud, Sigmund: Über den psychischen Mechanismus hysterischer Phänomene. 1893. In: *Sigmund Freud Studienausgabe* Bd.VI, Frankfurt a.M., Fischer, 2000, S 9 ff.

Bundesministerium für Umwelt, Jugend und Familie: *Sexueller Missbrauch von Kindern in Österreich*. Wien, Manz, 1993.

Candotti, Olivia: Theoretische Darlegungen und körpertherapeutische Anätze. *Pulsationen*, Zeitschrift des Arbeitskreises für Emotionale Reintegration, Nr. 5. Wien, Dezember 1992.

Costa, Isaias: Psychotherapie und Wissenschaft. *Pulsationen*, Zeitschrift des Arbeitskreises für Emotionale Reintegration, Nr. 27. Wien, 1998.

Costa, Isaias: Eine kurze Einführung in die Theorie der Emotionalen Reintegration, *Pulsationen*, Zeitschrift des Arbeitskreises für Emotionale Reintegration, Nr. 39. Wien, 2001.

Darwin, Charles: The Expression of the Emotions in Man and Animals. Chicago.1965, zitiert bei: Boadella, David: Bio-Energie und Körpersprache. In: Petzold, H. (Hg.): D*ie neuen Körpertherapien*. Paderborn, Junfermann, 1977, S. 76.

Davis, Will: Body-Energetics. Die Arbeit mit dem Instroke. *Bukumatula*, Zeitschrift des Wilhelm Reich Institutes Wien, Nr. 2. 1988.

Davis, Will: *Gesammelte Worte*. Sisans, Frankreich. Eigenverlag, 1990.

Dilling, H., Mombour, W. und Schmidt, M.H. (Hrsg.): *Internationale Klassifikation psychischer Störungen.* ICD 10 Kapitel V(F). Bern, Göttingen, Toronto, Seattle, Hans Huber, 4. Auflage 2000.

Eder, Manfred und Tilscher, Hans: *Chirotherapie.* Stuttgart, Hippokrates, 1990.

Ferenczi, Sandor. F.: Introjektion und Übertragung. In: *Jahrbuch für psychoanalytische Forschungen,* Band 1. Leipzig und Wien, Deutike, 1909.

Fiedler, Peter: *Dissoziative Störungen und Konversion. Trauma und Traumabehandlung.* Weinheim und Basel, Belz, 2. überarbeitete Auflage. 2001.

Finger, Kurt: Martin Buber. Begegnung und Beziehung in der Psychotherapie. *Pulsationen,* Zeitschrift des Arbeitskreises für Emotionale Reintegration, Nr. 4, Wien, 1992. Zitat: Wehr, Gerhard: Martin Buber. Reinbek, 1982, S. 6., Erstausgabe 1968.

Freud, Anna: *Das Ich und die Abwehrmechanismen.* Frankfurt, Fischer, 1984.

Freud, Sigmund: Die Handhabung der Traumdeutung in der Psychoanalyse. 1911. In: J. Laplanche und J.-B. Pontalis: *Das Vokabular der Psychoanalyse.* Frankfurt a.M., Suhrkamp, 1973.

Freud, Sigmund: Drei Abhandlungen zur Sexualtheorie, 1905. In: *Sigmund Freud: Studienausgab*e, Band V. Frankfurt a.M., Fischer, 1972.

Freud, Sigmund: Drei Abhandlungen zur Sexualtheorie, 1905. Hinzufügung 1920. In: *Sigmund Freud: Studienausgabe,* Band V. Frankfurt a.M., Fischer, 2000, S. 136.

Freud, Sigmund: Erinnern, Wiederholen, Durcharbeiten, 1914. In: J. Laplanche und J.-B. Pontalis: *Das Vokabular der Psychoanalyse.* Frankfurt a.M., Suhrkamp, 1973.

Freud, Sigmund: Zur Ätiologie der Hysterie, 1896. In: *Sigmund Freud: Studienausgabe,* Band VI. Frankfurt a.M., Fischer, 2000, S. 68 ff.

Gebauer, Rainer und Mueschenich, Stefan: Der Reichsche Orgonakkumulator. Naturwissenschaftliche Diskussion, experimentelle Untersuchung. In: *Zeitschrift Emotion.* Berlin, 1987.

Geißler, Peter (Hg.): *Was ist Selbstregulation?* Gießen, Psychosozial, 2004.

Groß, Werner: *Was erlebt das Kind im Mutterleib? Ergebnisse und Folgerungen der pränatalen Psychologie.* Freiburg, Herder, 1982.

Hartmann, Heinz: Ich-Psychologie und Anpassungsproblem. *Psyche* 14 (2) 1960, S. 83-163.

Hassler, R., in: Hans Hoff, *Muskel und Psyche.* Basel 1964.

Hausmann, B. und Meier-Weber, U.: Kreative Medien, Bewegung und bildnerisches Gestalten in der integrativen Kurztherapie mit psychotischen Erwachsenen. In: Petzold, Hilarion und Orth, Ilse (Hg.): *Die neuen Kreativitätstherapien. Handbuch der Kunsttherapie,* Band 2. Paderborn, Junfermann, 1990.

Hochgerner, M. und Wildberger, E. (Hg.): *Frühe Schädigungen, späte Störungen.* Wien, Facultas, 1998.

Hoffmann, Gustav und Boleloucky-Bolen, Peter: Zur Lithiumbehandlung der chronischen Verlaufsformen des manisch-depressiven Krankheitsgeschehens. In: *Wiener klinische Wochenschrift* 45/46, 1968.

Janov, Arthur: *Anatomie der Neurose. Die wissenschaftlichen Grundlagen der Urschrei-Therapie.* Frankfurt a.M., Fischer, 1988.

Janov, Arthur: *Der neue Urschrei.* Frankfurt a.M., S. Fischer, 1993.

Janov, Arthur: *Frühe Prägungen.* Frankfurt a.M., S. Fischer, 1984.

Janov, Arthur: Imprints, *Die lebenslangen Auswirkungen der Geburtserfahrung.* New York, Coward, Mac. Cann, 1983.

Keleman, Stanley: *Körperlicher Dialog in der therapeutischen Beziehung.* München, Kösel, 1990.

Kernberg, Otto. F.: *Borderline-Störungen und pathologischer Narzissmus.* Frankfurt a.M., Suhrkamp, 1978.

Kerr, John: *Eine höchst gefährliche Methode.* Freud, Jung und Sabina Spielrein. Mit einem bibliographischen Essay. München, Kindler, 1994.

Klein, Melanie und Riviere, Joan: *Seelische Urkonflikte. Liebe, Hass und Schuldgefühl.* Frankfurt a.M., Fischer, 1992.

Klein, Melanie und Thorner, Hans A.: *Das Seelenleben des Kleinkindes und andere Beiträge zur Psychoanalyse.* Stuttgart, Klett, 1962.

Knapp-Diederichs, Volker: *Herz und Halt – Einführung in die seinsorientierte Körpertherapie.* Berlin, Edition Ströme, Volker Knapp Diederichs Publikationen, 2000.

Kohut, Heinz: Die psychoanalytische Behandlung narzisstischer Persönlichkeitsstörungen. In: Kohut, Heinz: *Die Zukunft der Psychoanalyse.* Frankfurt a.M., Suhrkamp, 1975.

Koenig, Otto: *Kultur und Verhaltensforschung.* München, dtv, 1970.

Krapotkin, Fürst Peter: *Memoiren eines Revolutionärs.* 14. Auflage Stuttgart, Lutz, 1918.

Kurtz, Ron: *Körperzentrierte Psychotherapie. Die Hakomi-Methode.* Essen, Synthesis, 1985.

Lang, Gerhard: Körperpsychotherapie. In: Stumm, Gerhard, Pritz, Alfred (Hrsg.): *Wörterbuch der Psychotherapie.* Wien, New York, Springer, 2000, S. 378.

Langen, D., in: Wolff (Hrsg.): *Manuelle Medizin und ihre wissenschaftlichen Grundlagen.* Heidelberg, 1968.

Laplanche, J. & Pontalis, J. B.: *Das Vokabular der Psychoanalyse.* Frankfurt a.M., Suhrkamp, 1973.

Laska, Bernd A.: *Wilhelm Reich.* Reinbek, Rowohlt, 1981.

Leboyer, Frederick: *Geburt ohne Gewalt.* München, Desch, 1974.

Leitner Freud, Marina: *Rank und die Folgen.* Wien, Turia und Kant, 1998.

Liedloff, Jean: *Auf der Suche nach dem verlorenen Glück.* München, Beck. 1999. Engl. Originalausgabe: The Continuum Concept. Menlo Park, 1986.

Liss, Jerome: Vortrag am 5. EABP Kongress in Cary Le Rouet, Frankreich, 1995.

Lovelock, James: *Gaia, die Erde ist ein Lebewesen.* München, Heyne, 1996.

Lowen, Alexander: *Bioenergetik als Körpertherapie.* Reinbek, Rowohlt, 1998.

Lowen, Alexander: *Körperausdruck und Persönlichkeit.* München, Kösel, 1991. Erste Veröffentlichung unter dem Titel: The Physical Dynamics of Character Structure, 1958.

Löwenthal, Harald Leupold: *Handbuch der Psychoanalyse.* Wien, Orac, 1986.

Mahler, Margaret S.: *Symbiose und Individuation.* Stuttgart, Klett-Cotta, 1986.

Mahler, Margaret: *Die psychische Geburt des Menschen. Symbiose und Individuation.* Frankfurt a.M., S. Fischer, 1982.

Marx, Karl und Engels, Friedrich: *Werke.* Band 20. Berlin, Dietz, 1990.

Masterson, James. F.: *Psychotherapie bei Borderline-Patienten.* Stuttgart, Klett-Cotta, 1980.

Mertens, Wolfgang: *Einführung in die psychoanalytische Therapie.* Stuttgart, Kohlhammer, 2000.

Miller, Alice: *Das Drama des begabten Kindes.* Frankfurt a.M., Suhrkamp, 2000, Erstausgabe 1979.

Miller, Alice: *Du sollst nicht merken.* Frankfurt a.M., Suhrkamp, 1983.

Neidert, Rudolf: Präimplantationsdiagnostik: Zunehmendes Lebensrecht, *Deutsches Ärzteblatt* 97, Ausgabe 51–52 vom 25.12.2000, Seite A–3483 / B–2927 / 2605. Themen der Zeit: Dokumentation. Genetische Untersuchungen am Embryo in vitro im medizinischen und juristischen Kontext.

Nocquet, André: *Der Weg des Aikido.* Heidelberg, W. Kristkeiz, 1988. S. 31 und S. 41.

Odent, Michel: *Geburt und Stillen.* München, Beck, 2000.

Ollendorff Reich, Ilse: *Wilhelm Reich. Das Leben des großen Psychoanalytikers und Forschers, aufgezeichnet von seiner Frau und Mitarbeiterin.* München, Kindler, 1975.

Papousek, Mechthild und Hanus, in: M. Hochgerner, E. Wildberger (Hg.): *Frühe Schädigungen, späte Störungen.* Wien, Facultas. 2. überarbeitete und erweiterte Auflage, 1998.

Perls, Frederick S.: *Gestalt-Therapie in Aktion.* Stuttgart, Klett-Cotta. 9. Auflage, 2002. Engl. Erstausgabe: Gestalt Therapy Verbatim. Lafayette, 1969.

Perls, Frederick S.: *Das Ich, der Hunger und die Aggression.* Stuttgart, Klett-Kotta, 2000, Erstausgabe 1936.

Perls, Frederick S.: *Gestalt, Wachstum, Integration. Aufsätze, Vorträge, Therapiesitzungen.* Paderborn, Junfermann, 1985.

Perls, Frederick S.: *Grundlagen der Gestalttherapie. Einführung und Sitzungsprotokolle.* München, Pfeiffer, 1982.

Perls, Frederick S., Hefferline, Ralph F. und Goodmann, Paul : *Gestalt-Therapie – Lebensfreude und Persönlichkeitsentfaltung.* Band 1. Stuttgart, Klett-Cotta, 1979.

Petzold, Hilarion (Hg.): *Frühe Schädigungen – späte Folgen? Psychotherapie und Babyforschung,* Band 1. Paderborn, Junfermann, 1993.

Petzold, Hilarion und Orth, I.: *Die neuen Kreativitätstherapien.* Paderborn, Junfermann, 1990.

Polster, Erving und Polster, Miriam: *Gestalttherapie. Theorie und Praxis der integrativen Gestalttherapie.* Frankfurt a.M., Fischer, 1983, S. 93.

Proskauer, Magda. In: B. Timmons and R. Leyeds: *Behavioral and Psychological Approaches to Breathing Disorders.* London, Premium Press, 1994.

Rank, Otto: *Die Bedeutung der Geburt für die Psychoanalyse.* Gießen, Psychosozial, 1991, Erstveröffentlichung 1924.

Reich, Eva und Zornanszky, Eszter: *Lebensenergie durch sanfte Bioenergetik.* München, Kösel, 1997.

Reich, Eva: Über die natürliche Geburt. *Bukumatula,* Zeitschrift des Wilhelm Reich Institutes Wien, Nr. 2, 1991.

Reich, Wilhelm: *Charakteranalyse.* Köln, Berlin, Kiepenheuer & Witsch, 1971. Deutsche Erstausgabe 1933, überarbeitet von Mary Boyd Higgins 1961.

Reich, Wilhelm: *Die Entdeckung des Orgons, die Funktion des Orgasmus.* Köln, Kiepenheuer & Witsch, 1969. Erstausgabe 1927 in Deutsch, englische Neufassung 1942.

Richter, Horst-Eberhard: *Eltern, Kind, Neurose.* Reinbek, Rowohlt, 1969.

Ringel, Erwin: *Selbstmordverhütung.* Eschborn, Klotz, 1999.

Rogers, Carl R.: *Eine Theorie der Psychotherapie, der Persönlichkeit und der zwischenmenschlichen Beziehungen.* Köln, GwG. 1987, S. 37.

Rogers, Carl. R.: *Der neue Mensch.* Stuttgart, Klett-Cotta, 1981, S. 74.

Sachse, Ulrich: *Selbstverletzendes Verhalten.* Göttingen, Vanderhoeck & Ruprecht, 1995.

Saller, H.: Sexuelle Ausbeutung von Kindern. In: Deutscher Kinderschutzbund (Hrsg.): *Sexuelle Gewalt gegen Kinder – Ursachen, Vorurteile, Sichtweisen, Hilfsangebote.* Hannover, 1987.

Saß, H., Wittchen, U., Zaudig M. und Hauben, I. (deutsche Bearbeitung): *Diagnostisches Manual Psychischer Störungen (DSM 4-TR).* Göttingen, Hogrefe, 1996.

Scharfetter, Christian: *Dissoziation, Split, Fragmentation.* Bern, Huber. 1998.

Scholl, Lisette und Selby, John: *Das Augenübungsbuch.* Reinbek, Rowohlt, 1996.

Schneider, Kurt: *Klinische Psychopathologie.* Stuttgart, Thieme, 1950.

Schwildens, Hans: Frühstörungen, Frühe Störungen. In: Gerhard Stumm, Alfred Pritz (Hg): *Wörterbuch der Psychotherapie.* Wien, New York, Springer, 2000.

Sharaf, Myron: *Wilhelm Reich. Der heilige Zorn des Lebendigen. Die Biographie.* Berlin, Simon & Leutner, 1994.

Spitz, René A.: *Vom Säugling zum Kleinkind.* Stuttgart, Klett-Cotta, 1996.

Staemmler, Frank-M. und Bock, Werner: *Neuentwurf der Gestalttherapie. Ganzheitliche Veränderung im therapeutischen Prozess.* München, Pfeiffer, 1987.

Stern, Daniel N.: *Tagebuch eines Babys.* München, Piper, 2004.

Stevens, Barry: *Don't push the River. Gestalttherapie an ihren Wurzeln.* Wuppertal, Hammer. 2000, Erstausgabe: Moab, 1970.

Tilscher, Hans und Eder, Manfred: *Reflextherapie.* Stuttgart, Hippokrates, 1989.

Upledger, John: *Das Handbuch der Kraniosakraltherapie.* Heidelberg, Haugh, 1991.

Van der Kolk, Bessel A., McFarlane, Alexander C., Weisaeth, Lars (Hrsg.): *Traumatic Stress. Grundlagen und Behandlungsansätze.* Paderborn, Junfermann, 2000.

Vester, Frederic: *Denken, Lernen, Vergessen.* München, dtv, 1998.

Walch, Silvester: *Dimensionen der menschlichen Seele. Transpersonale Psychologie und Holotropes Atmen.* Zürich und Düsseldorf, Walter, 2002.

Watts, Alan: *Der Lauf des Wassers. Eine Einführung in den Taoismus.* Frankfurt a.M., Suhrkamp, 1983.

Wedral Heinrich: One month in LA. Ein Erfahrungsbericht über das Extension Training in Los Angeles von Arthur und France Janov. *Pulsationen*, Zeitschrift des Arbeitskreises für Emotionale Reintegration, Nr. 19, Wien, 1996.

Sach- und Personenregister

Notizen

Notizen

Notizen

Selbstachtung bedeutet Freiheit

Matthew McKay & Patrick Fanning

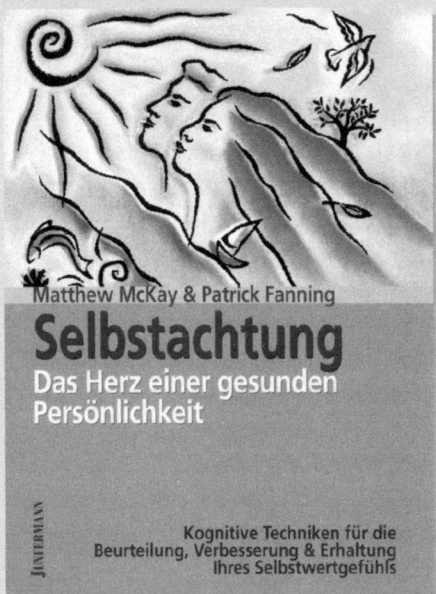

Matthew McKay & Patrick Fanning

Selbstachtung
Das Herz einer gesunden Persönlichkeit

Kognitive Techniken für die
Beurteilung, Verbesserung & Erhaltung
Ihres Selbstwertgefühls

JUNFERMANN

Selbstachtung
€ (D) 28,00
352 S. • kart. • ISBN 3-87387-557-8

Das Buch

Die meisten Probleme im menschlichen Miteinander rühren von einem schlechten Selbstwertgefühl und zu geringer Selbstachtung her. Wer nicht über ein gewisses Maß an Selbstachtung verfügt, wird nicht in der Lage sein, seine wesentlichen Grundbedürfnisse zu erfüllen. In diesem Buch geht es darum, wie Selbstverurteilungen unterbunden und alte Wunden der Selbstablehnung geheilt werden können. Wer lernt, seine Selbstwahrnehmung und sein Selbstempfinden zu verändern, wird Auswirkungen auf fast alle Bereiche seines Lebens feststellen und ein allmählich wachsendes Gefühl der Freiheit bemerken.

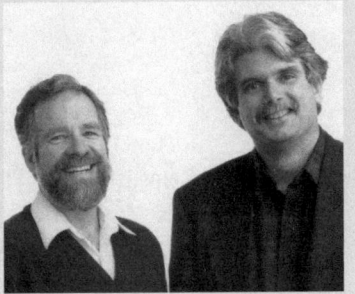

Die Autoren

Matthew McKay, Ph. D., ist klinischer Leiter der Haight Ashbury Psychological Services, arbeitet in San Francisco in seiner Privatpraxis und ist Mit-Autor zahlreicher Bücher.

Patrick Fanning ist Schriftsteller und hat viele Bücher im Gesundheitsbereich verfaßt.

Mehr über uns und unsere Bücher erfahren Sie unter: **www.junfermann.de**

www.junfermann.de
www.active-books.de
www.multimind.de

JUNFERMANN
Postfach 1840 • D-33048 Paderborn
Tel.: 05251-13 44 -0 • Fax: -44
eMail: infoteam@junfermann.de

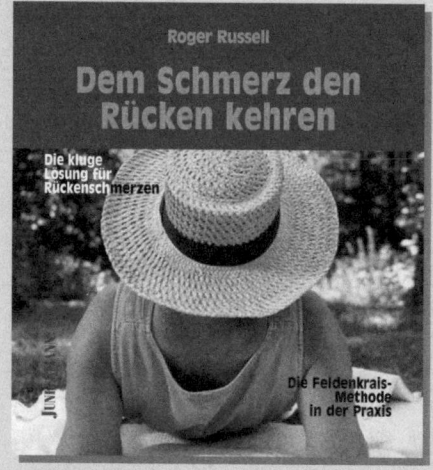
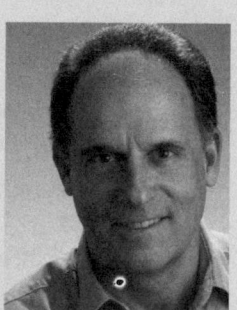

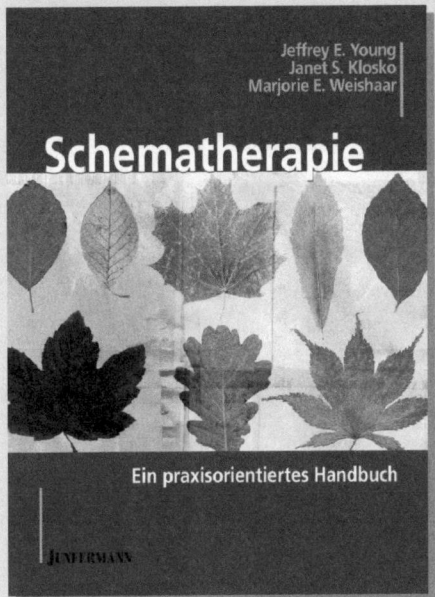
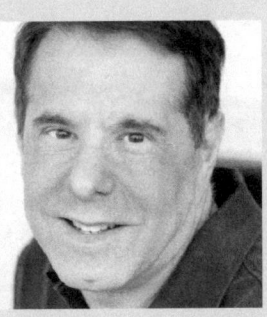

Systemische Sicht auf Partnerprobleme

ROSMARIE WELTER-ENDERLIN

DEINE LIEBE IST NICHT MEINE LIEBE

€ (D) 18,50
192 Seiten • kart. • ISBN 3-87387-602-7

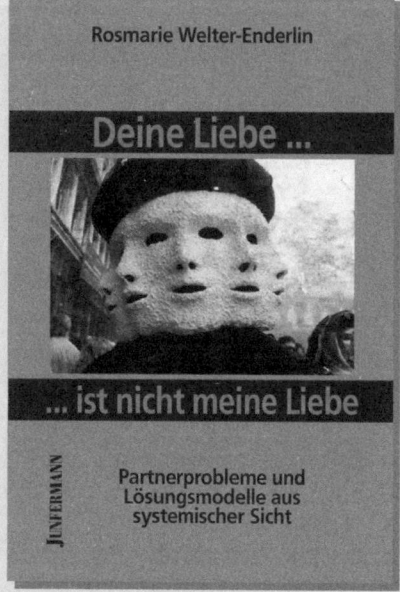

Das Buch

„Deine Liebe ist nicht meine Liebe" zeigt, inwiefern Partnerkrisen zunächst immer auch Ausdruck und Bestandteil lebendiger Systeme sind, die sich nie über einen längeren Zeitraum in unveränderlichem Zustand befinden, sondern sich von einer Homöostase (Gleichgewicht) über eine Krisenzeit in die nächste stabile Phase entwickeln. Es wird im Detail dargelegt, wie dieser systemische Ansatz das gesamte therapeutische Denken von Grund auf verändert hat und welche praktischen Konsequenzen sich daraus für die Therapiepraxis ergeben.

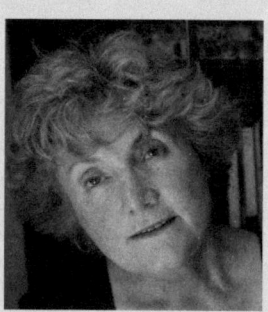

Die Autorin

Rosmarie Welter-Enderlin ist eine der Pionierinnen des systemischen Konzepts. Sie ist Psychologin, Paar- und Familientherapeutin in eigener Praxis, Gründerin und Leiterin des Ausbildungsinstitutes für Systemische Therapie in Meilen bei Zürich und Lehrbeauftragte für Psychologie an der Universität Zürich.

Mehr über uns und unsere Bücher erfahren Sie unter: **www.junfermann.de**

www.junfermann.de
www.active-books.de
www.multimind.de

JUNFERMANN
Postfach 1840 • D-33048 Paderborn
Tel.: 05251-13 44 -0 • Fax: -44
eMail: infoteam@junfermann.de